介護医療院

● 監修　武久 洋三
　　　　日本慢性期医療協会名誉会長

● 編集　鈴木 龍太
　　　　介護医療院協会会長

やってよかった
介護医療院

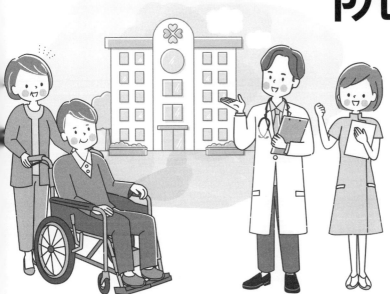

日本医学出版

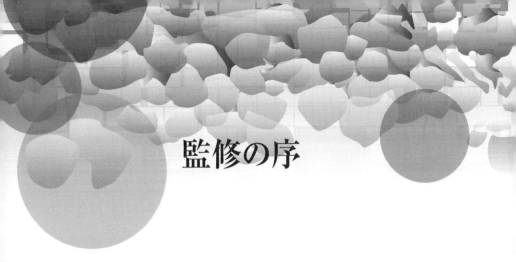

監修の序

　2022年現在、日本人の平均寿命は男性が81歳、女性が87歳です。80歳でも元気な高齢者は周りにたくさんいます。一方、健康寿命は男性が72歳、女性が75歳です。この平均寿命と健康寿命の約10年差を何とか短くしようと皆が努力しているのです。

　家族構成も大きく変化し、核家族化が進んでいます。高齢者夫婦世帯が32.3％、高齢者1人世帯が28.8％で高齢者のみ世帯が6割以上を占めているのです。そのため、一旦、病気や外傷により医療を受けたり、入院治療も受けることになりますが、その結果、在宅復帰ができなくなる人が増えているのです。

　このように医療・介護を取り巻く状況は目まぐるしく変化しています。今後、病院は急性期病院と地域多機能病院（急性期型・慢性期型）に分類されるでしょう。一方、介護施設は特養や老健など要介護のレベルによりいくつかの選択肢がありますが、2018年には新たに「介護医療院」が誕生しました。「介護医療院」は「医療」「介護」「住まい」の機能を兼ね備え、長期的な医療と介護のニーズを併せ持つ高齢者を対象としています。

　現在、介護医療院は727施設43,323床（2022年6月末時点）が稼働していますが、私はこの「介護医療院」が短期入所や中長期入所機能を持ち、在宅復帰機能、看取り機能など各施設が地域に望まれる機能を取り入れて、今後どのように成長していくのか実に楽しみです。高齢者が安心し

て入所できる施設となり、国民に信頼されることを祈ります。

　2022 年 11 月吉日　　　　　　　　　　　　　　　　武久　洋三

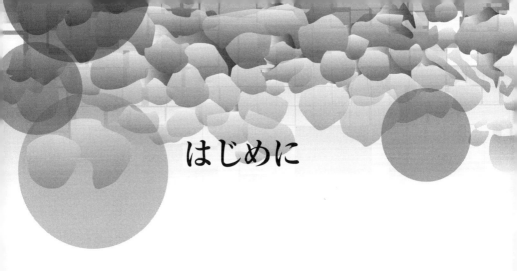

はじめに

　介護療養病床の廃止、地域医療構想の病床再編に伴い、入院している医療行為の少ない患者、医療区分1の患者の行く先として2018年に介護医療院が創設されました。

　厚生労働省のHPでは

【「介護医療院」は、長期的な医療と介護のニーズを併せ持つ高齢者を対象とし、「日常的な医学管理」や「看取りやターミナルケア」等の医療機能と「生活施設」としての機能とを兼ね備えた施設。】と紹介されています。

　2022年6月時点で727施設43323床となり、増加が見込まれる慢性期の医療・介護ニーズを併せ持つ高齢者の受け皿となることが期待されています。

　介護医療院の創設により

①長期療養、医療区分1の患者・利用者の居場所ができた。

②病院にとっては医療区分1の患者が退院して空床になるのではなく、介護医療院に移行することで、施設の空きがなくなり、経営にも利点がある。施設では医療行為のある利用者の受け皿ができた。

③医療保険の病院病床を介護保険の介護医療院に移行することで、地域医療構想に沿った病床削減と自宅・介護施設への転出がスムーズに進むことができる。

　以上の利点から介護医療院は、利用者・病院 / 施設・行政の３者にとっ
て、得をする三方得の Win　Win　Win の施設であると言え、今後の発展
が楽しみです。

　日本介護医療院協会では 2019 年から毎年全国の介護医療院に実態調査
を実施しています。調査の最後に**「介護医療院の開設は貴法人にとって総
合的によかったですか。」**と質問していますが、４年を通じで 64 − 71％の
施設で「よかった」と回答があり、「悪かった」の回答はわずか３％にと
どまっています。

　新しい制度でこれほど高い支持を得られることはなかなかないことだと
考え、本書のタイトル「やってよかった介護医療院」はこの結果から取ら
せていただきました。

　本書は日本の慢性期医療の存在価値を高めた武久洋三先生（当時日本慢
性期医療協会会長、現名誉会長）が 2019 年に上梓された「どうする　ど
うなる　介護医療院　（武久洋三著　日本医学出版）」の続編として、その

やって良かった介護医療院

介護医療院の開設は貴法人にとって総合的によかったですか。

	2019年	2020年	2021年	2022年
良かった	70%	71%	64%	67%
変わらず	15%	16%	16%	18%
悪かった	0%	1%	3%	3%
わからない	14%	12%	17%	12%

後の介護医療院の現状と未来を論じています。日本介護医療院協会、日本慢性期医療協会の関係者にも執筆をお願いして、現場の雰囲気が伝わる内容になったと自負しています。

「変化を進化に　進化を笑顔に」

　2009年に鶴巻温泉病院院長になった時に作った造語ですが、今では私のモットーとなっています。日本は超高齢社会に対応するために、医療・介護行政、制度、社会システム等さまざまなものが大きく変化し、そのスピードも速くなっています。その変化に躊躇せず柔軟に対応することで、病院・施設が進化し、進化することで、患者・利用者、職員、地域の満足度が上がり、関係する皆さんが幸福になり笑顔になるという意味です。

　介護医療院も同様です。新しい変化を取り入れることにより、関係する皆さんに笑顔が広がることを祈っています。

　　2022年11月吉日　　　　　　　　　　　　　　　鈴木　龍太

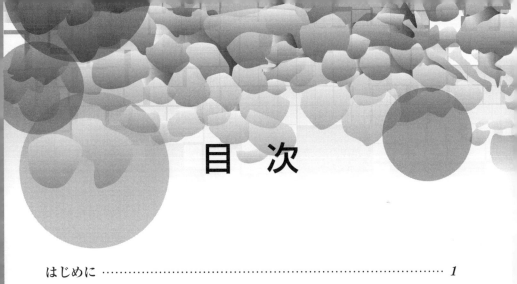

目　次

1. 介護医療院の創設と移行の現状

介護医療院協会　会長　**鈴木　龍太**

介護医療院の創設

　2018年4月に要介護度認定されている高齢者の住まいとして、新しい介護施設である介護医療院が創設された。

　厚生労働省のＨＰでは【「介護医療院」は、長期的な医療と介護のニーズを併せ持つ高齢者を対象とし、「日常的な医学管理」や「看取りやターミナルケア」等の医療機能と「生活施設」としての機能とを兼ね備えた施設】と紹介されている。

　厚生労働省は2018年3月に介護医療院ロゴマークを募集し、発表している（**図1**）。ロゴマークは、医師と介護スタッフの二重のサポート体制を持つ施設が花開く様子をイメージしている。ロゴマークの右の人の首にかかるものはワイングラスではなく聴診器をイメージしている。

　介護医療院Ⅰ型では医師の宿直が義務化されている。医師が365日24時間常駐している介護施設は全く新しいものだ。介護医療院のⅡ型は老健タイプで、医師の宿直の義務はないが、Ⅱ型の介護医療院を病院内に併設した場合は病院の宿直医がいるので、医師が常時勤務していることになり、老健とは違うものになる（**図2**）。また従来までは老健のように医師

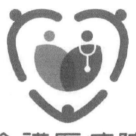

図1　介護医療院のロゴマーク

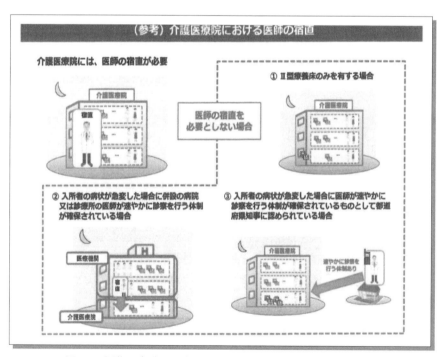

図2　介護医療院の医師の配置（厚生労働省　2018）より

が勤務している介護施設は自宅とは認められていなかったが、介護医療院に関しては、医師が勤務していても自宅扱いになるので、この点でも新しい介護施設と言える。

介護療養型医療施設と療養病床

　2000 年に介護保険法が施行された時に、主として長期にわたり療養を必要とする要介護者に対して、医学的管理・介護を提供する「介護療養型医療施設（介護療養病床）」が創設された。その後 2001 年の医療法改正で療養型病床群と特例許可老人病院は療養病床に一本化された。介護療養病床は 2000 年当初約 116000 床あったが、2004 年には 138000 床まで増加し、その後少しずつ減少している。またそれまで「精神病床」「感染症病床」「結核病床」以外の病床は総称として「その他病床」と分類されていたが、これを 2003 年 8 月末までに「一般病床」と「療養病床」に分けて届け出しなくてはいけなくなった。療養病床は病床面積が $6.4\mathrm{m}^2$ 以上で、一室 4 人床以内、食堂や談話室、機能訓練室も必要とされた。一般病床も $6.4\mathrm{m}^2$ の広さが求められたが、2001 年 3 月までに開設許可を受けたものは $4.3\mathrm{m}^2$ でも可とされたため、病床の広さが取れない病院では、長期療養患者が多く入院していても一般病床としてしか届け出ができなかった。医師の人数は一般病床では患者 16 人に 1 人、療養病床では患者 48 人に 1 人と人員基準で決められており、一般病床では医師、看護師を多く集めることが求められた。

介護療養型医療施設（介護療養病床）の廃止

　小泉内閣での 2006 年の医療・介護報酬同時改定に際し、実態調査の結

果、介護療養病床には医療の必要性の高い患者と低い患者が同程度混在しており、医療療養病床と介護療養病床で入院患者の状況に大きな差が見られなかったことから、医療保険と介護保険の役割分担が課題となった。それを受けた医療保険制度改革の中で、医療費総額抑制を主張する経済財政諮問会議との医療費適正化の議論があり、患者の状態に応じた療養病床の再編成、つまり、介護療養病床のH23年（2011年）度末廃止が決定し、老健施設等への転換促進が提案された。

　同時に療養病床の診療報酬体系について、「医療区分」（1－3）（**表1**）、食事・排泄等の患者の自立度に着目した「ADL区分」（1－3）（**表2**）による評価を導入した。これは医療費削減の意味から、社会的入院患者を在宅、介護施設へ誘導するための手段として考えられた。

医療区分

医療区分3	【疾患・状態】 ・スモン　・医師及び看護師により、常時監視・管理を実施している状態 【医療処置】 ・24時間持続点滴　・中心静脈栄養　・人工呼吸器使用　・ドレーン法　・胸腹腔洗浄 ・発熱を伴う場合の気管切開、気管内挿管　・感染隔離室における管理 ・酸素療法（常時流量3L/分以上を必要とする状態等）
医療区分2	【疾患・状態】 ・筋ジストロフィー　・多発性硬化症　・筋萎縮性側索硬化症　・パーキンソン病関連疾患 ・その他の難病（スモンを除く） ・脊髄損傷（頸髄損傷）　・慢性閉塞性肺疾患（COPD） ・疼痛コントロールが必要な悪性腫瘍　・肺炎　・尿路感染症 ・リハビリテーションが必要な疾患が発症してから30日以内　・脱水かつ発熱を伴う状態 ・体内出血　・頻回の嘔吐かつ発熱を伴う状態　・褥瘡　・末梢循環障害による下肢末端開放創 ・せん妄　・うつ状態　・暴行が毎日みられる状態（原因・治療方針を医師を含め検討） 【医療処置】 ・透析　・発熱又は嘔吐を伴う場合の経腸栄養　・喀痰吸引（1日8回以上） ・気管切開・気管内挿管のケア　・頻回の血糖検査 ・創傷（皮膚潰瘍　・手術創　・創傷処置） ・酸素療法（医療区分3に該当するもの以外のもの）
医療区分1	医療区分2・3に該当しない者

表1　医療区分1－3　（厚生労働省　2006年）

■ ＡＤＬ区分評価表

項　目	自立	準備	観察	部分的な援助	広範な援助	最大の援助	全面依存	本動作なし
a. ベッド上の可動性	0	1	2	3	4	5	6	6
b. 移乗	0	1	2	3	4	5	6	6
c. 食事	0	1	2	3	4	5	6	6
d. トイレの使用	0	1	2	3	4	5	6	6

ＡＤＬ区分は、上記表の４項目（a.～d.）に０～６点の範囲で最も近いものを選択し、その合計点数にしたがって右記のとおり評価しています。

合計点数	評価結果
０点から１０点に該当	ＡＤＬ区分１（軽度）
１１点から２２点に該当	ＡＤＬ区分２（中度）
２３点から２４点に該当	ＡＤＬ区分３（重度）

表２　ADL 区分評価表

　介護療養病床の廃止を受け、2006 年からは介護療養病床の介護老人保健施設への転換が進められた。しかし、既存の介護老人保健施設では対応できない医療ニーズがあることから、2008 年には夜勤を行う看護師を配置した「介護療養型老人保健施設（いわゆる転換型老健）」を創設し、介護療養病床の移行を推進した。しかし、転換型老健への転換は思うように進まず、転換した施設はその後も含めて総数約 9000 床にとどまった。介護療養病床の廃止が思うように進まなかったので、介護療養病床の廃止はその後 2018 年度まで延長された。

　このような対策にも関わらず、2018 年度末においても介護療養病床は未だ６万床程度残ることが予想されたため（**図３**）、「療養病床の在り方等に関する検討会」を開催し、６万人の患者の行く先をどうするかが議論された。

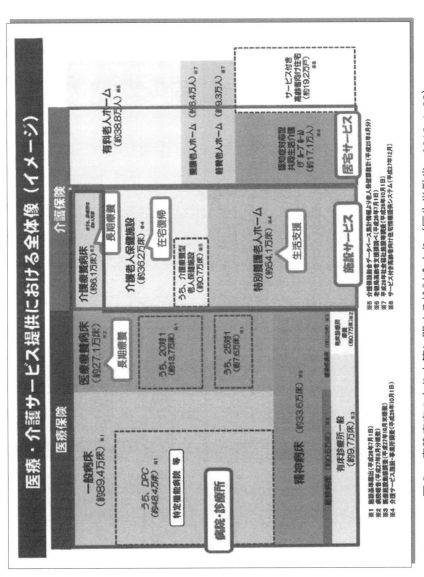

図3　療養病床の在り方等に関する検討会より（厚生労働省　2016.1.28）

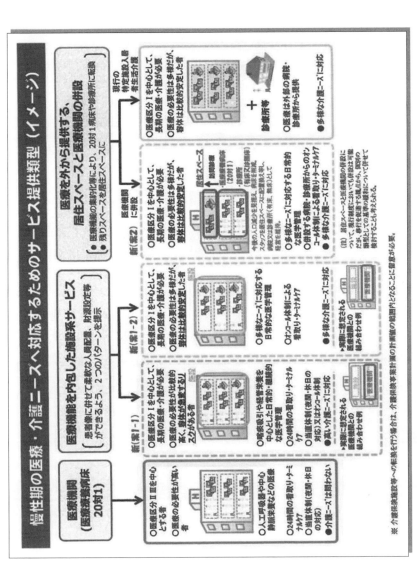

図4　療養病床の在り方等に関する検討会より（厚生労働省　2016.1.28）

介護療養型医療施設の移行予定

○ 2023年度末までに介護医療院へ移行を予定している病床数構成比は、I型介護医療院・II型介護医療院の合計で49.2%であった。
○ 2023年度末時点でも介護療養型医療施設に留まる病床数は、12.2%であった。
○ 2023年度末時点の移行先が未定の病床は、28.9%であった。
※本調査における回収率は26.8%。

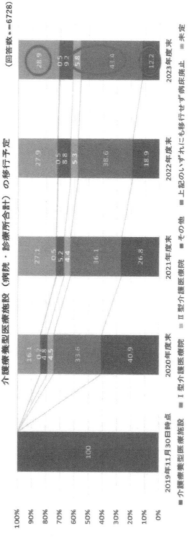

介護療養型医療施設（病院・診療所合計）の移行予定 （回答数 n=6728）

100%
90%
80%
70%
60%
50%
40%
30%
20%
10%
0%

2019年11月30日時点　100

2020年度末　16.1 / 0.8 / 4.5 / 33.6 / 40.9

2021年度末　27.1 / 0.5 / 5.2 / 4.4 / 36.1 / 26.8

2022年度末　27.9 / 0.5 / 8.8 / 5.3 / 38.6 / 18.9

2023年度末　28.9 / 0.5 / 9.3 / 5.8 / 43.0 / 12.2

■介護療養型医療施設　■I型介護医療院　■II型介護医療院　■その他　■上記のいずれにも移行せず病床廃止　■未定

＊回答数は施設数における病床数。「介護療養型医療施設」、医療機関提供等の病床数、医療療養病床等からの介護医療院等への転換後の病床数を個別に把握する調査研究事業。 23

出典：令和元年度 老人保健健康増進等事業

図5　介護療養型医療施設の移行予定

　ここで療養病床の主な利用者像として

①　平均在院日数が長い

②　死亡退院が多い

③　特養や老健よりも医療必要度が高い

④　要介護度や年齢が高い患者が多い

の 4 項目があがり、

①　長期に療養生活を送るのにふさわしい、プライバシーの尊重、家族や地域住民との交流が可能となる環境整備（住まい機能の強化）

②　経管栄養や喀痰吸引等日常生活上必要な医療処置や、充実した看取りを実施する体制

の 2 つの機能が必要と提案され、「住まい」機能を確保した上で、新たに、医療機能を内包した施設系サービスとして後に介護医療院と命名される施設が提案された（**図 4**）。

　これを受けて 2017 年に介護医療院が提案され、法制化された。この決定により、介護療養病床の廃止は更に 2023 年度末までに延長された。

　介護療養病床は 2020 年 4 月には 19955 床まで減っているが、前述したように介護療養病床の廃止は 2 回延長されたので、2023 年度末の廃止も懐疑的にとらえる見方もある。2019 年の介護療養型医療施設の移行予定調査でも 2023 年度末まで介護療養施設にとどまると回答した病床が 12.2 ％あり、未定と回答した病床が 28.9 ％ ある（**図 5**）。これを解釈すると全体の 40 ％が 2023 年度末に介護療養病床が廃止されるとは思っていないと読み取ることもできる。

介護医療院の概要

①介護医療院の役割・理念

【単なる療養病床等からの移行先ではなく、「住まいと生活を医療が支える新たなモデル」として創設された。介護医療院においては、「利用者の尊厳の保持」と「自立支援」を理念に掲げ、「地域に貢献し地域に開かれた交流施設」としての役割を担うことが期待される。】

　介護医療院は今後、増加が見込まれる慢性期の医療・介護のニーズを併せ持つ高齢者に対応するため、医療処置等が必要で自宅や特別養護老人ホームなどでの生活が困難な高齢者にも対応できる受け皿となることが期待されている。

　そのため介護医療院は、①「日常的な医学管理」や「看取りやターミナルケア」等の機能と、②「生活施設」としての機能とを兼ね備えた施設として、制度設計された。

　したがって、介護医療院には、利用者の生活様式に配慮し、長期に療養生活を送るのにふさわしい、プライバシーの尊重や家族や地域住民との交流が可能となる環境や、経管栄養や喀痰吸引等を中心とした日常的・継続的な医学管理や、充実した看取りやターミナルケアを実施する体制が求められる。この他にも、身体拘束ゼロに向けた取り組みや医師も含めたケアカンファレンスによる多職種連携など、サービスの質の向上に向けた取組を実施することも重要な要素としている。

　ここでいう「利用者の尊厳の保持」に関しては漠然とした理解はできるが、実際の現場に落とし込める具体的な理解が必要で、そのため以下のような掲示を作ってみた（図6）。

②名称

　病院病床をすべて介護医療院に移行しても介護医療院部分ついては以前の○○病院を併記して「○○病院＋介護医療院」と登録できる。つまり、「介護医療院」という文字が使用されている場合は、当該介護医療院の名称中に病院等に類する文字を引き続き用いることができるというものであ

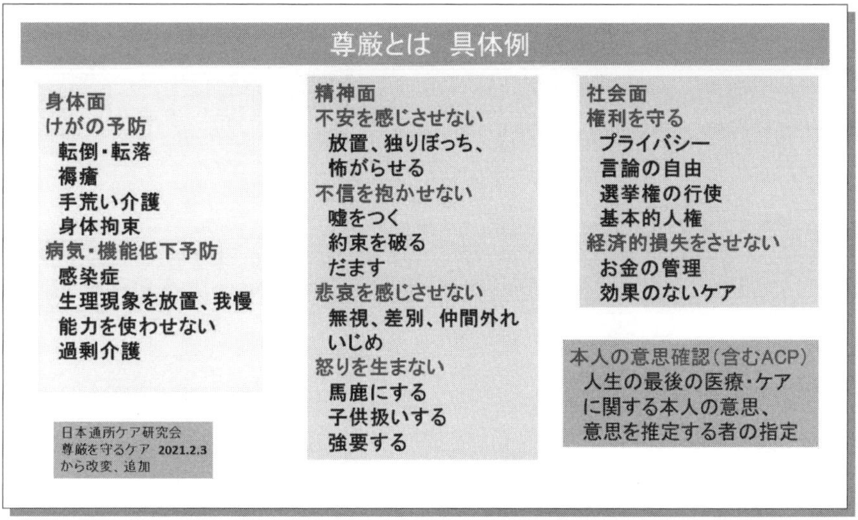

尊厳とは　具体例

身体面
けがの予防
　転倒・転落
　褥瘡
　手荒い介護
　身体拘束
病気・機能低下予防
　感染症
　生理現象を放置、我慢
　能力を使わせない
　過剰介護

日本通所ケア研究会
尊厳を守るケア 2021.2.3
から改変、追加

精神面
不安を感じさせない
　放置、独りぼっち、
　怖がらせる
不信を抱かせない
　嘘をつく
　約束を破る
　だます
悲哀を感じさせない
　無視、差別、仲間外れ
　いじめ
怒りを生まない
　馬鹿にする
　子供扱いする
　強要する

社会面
権利を守る
　プライバシー
　言論の自由
　選挙権の行使
　基本的人権
経済的損失をさせない
　お金の管理
　効果のないケア

本人の意思確認（含むACP）
　人生の最後の医療・ケア
　に関する本人の意思、
　意思を推定する者の指定

図6　尊厳とは
　　（日本通所ケア研究会　尊厳を守るケア 2021 を参考に編者作成）

る。

例：○○病院介護医療院、介護医療院△△クリニック等

　これは外来機能のみを残す場合も含むものとする。

　院外に掲げる看板等については、医療機関部分は病院ではなくなるため、可能な限り速やかに変更することが望ましいが、次の新築または大規模な改修等までの間は以前の医療機関名でも広告が認められている。

　医療機関の一部を転換して、介護医療院を併設する場合（外来機能のみを残す場合も含む）は表示等により医療機関と介護医療院との区分をフロアマップ等の館内表示等で表示することが求められる（**図7**）。

③人員基準

　人員基準は**図8**に示す。介護医療院Ⅰ型の人員基準は介護療養病床に準じており、Ⅱ型の人員基準は放射線技師の配置が適当数求められている点

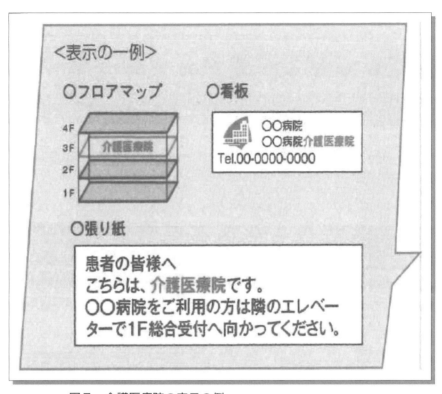

図7　介護医療院の表示の例
（介護医療院開設に向けたハンドブックより 2022）

を除いて、介護老人保健施設に準じている。

④施設基準

　介護医療院は生活施設としての機能を併せ持っていることが特徴で、療養室は老人保健施設相当以上（8.0m² 以上）、多床室ではパーティション等で入所者のプライバシーを確保するように求められている。

　また処置室には規定のエックス線装置を有しなければならないとなっているが（**表2**）、病院や診療所との共用が可能である。談話室、食堂、浴

介護医療院の人員基準

I型は介護療養病床（機能強化型A・B）を、II型は介護老人保健施設を参考に設定

		介護療養病床（病院）【療養病床強化型】		介護医療院				介護老人保健施設	
				I型介護医療院		II型介護医療院			
		指定基準	報酬上の基準	指定基準	報酬上の基準	指定基準	報酬上の基準	指定基準	報酬上の基準
人員基準〔雇用人員〕	医師	48:1（病院で3以上）	—	48:1（施設で3以上）	—	100:1（施設で1以上）	—	100:1（施設で1以上）	—
	薬剤師	150:1	—	150:1	—	300:1	—	300:1	—
	看護職員	6:1 うち看護師2割以上	6:1	6:1 うち看護師2割以上	6:1	6:1	6:1	3:1（看護2/7）	【従来型・強化型】看護・介護3:1 【介護療養型】看護6:1、介護6:1〜4:1
	介護職員	6:1	5:1〜4:1	5:1	5:1〜4:1	6:1	6:1〜4:1		
	支援相談員							100:1（1名以上）	—
	リハ専門職	PT/OT 適当数		PT/OT/ST 適当数		PT/OT/ST 適当数		PT/OT/ST 100:1	
	栄養士	定員100以上で1以上	—	定員100以上で1人以上	—	定員100以上で1以上	—	定員100以上で1以上	—
	介護支援専門員	100:1（1名以上）		100:1（1名以上）		100:1（1名以上）		100:1（1名以上）	—
	放射線技師	適当数		適当数		適当数			
	他の従業者	適当数		適当数		適当数		適当数	
医師の宿直		医師：宿直		医師：宿直					

注1：数字に下線があるものは、医療法施行規則における基準を準用
注2：背景が線で示されているものは、病院としての基準
注3：基準はないが、想定している報酬上の配置。療養体制維持特別加算で介護4：1となる。

図8　介護医療院の人員基準
（介護医療院開設に向けたハンドブックより 2022）

室、レクリエーション・ルーム、洗面所、便所は省令の例外として、病院又は診療所との共用が認めらているので、確認してほしい。

　療養室の広さと廊下の幅に関しては大規模改修までの間は緩和措置があり、この緩和措置には年数の制限はなく、新築、増築又は全面的な改築の行為が終了するまでの措置となる。浴室についても 2021 年の介護報酬改定で一部緩和措置が新たに設けられている。

⑤サービス報酬

　介護療養病床からの移行を推進するために、介護医療院I型では介護療養病床、II型では介護療養型老健施設より高めの介護サービス報酬が設定された。更に移行定着支援加算が毎日 93 単位 1 年間加算され、報酬上の利点が移行への大きな動機付けになった。2021 年の改定では更に単価が上がったが、残念なことに移行定着支援加算はなくなった。一方介護療養

3.1 施設に関する基準

○介護医療院は、原則、以下に掲げる施設を有しなければならないと定められています。[1]

施設 (第5条第1項)	施設の基準 (第5条第2項)
療養室	イ 一の療養室の定員は、4人以下とすること。 ロ 入所者一人当たりの床面積は、8m^{2}以上とすること。 ハ 地階に設けてはならないこと。 ニ 一以上の出入口は、避難上有効な空地、廊下又は広間に直接面して設けること。 ホ 入所者のプライバシーの確保に配慮した療養床を備えること。 ヘ 入所者の身の回り品を保管することができる設備を備えること。 ト ナース・コールを設けること。
診察室	イ 診察室は、次に掲げる施設を有すること。 (1)医師が診察を行う施設 (2)喀痰、血液、尿、糞便等について通常行われる臨床検査を行うことができる施設（臨床検査施設）※ (3)調剤を行う施設 ※臨床検査施設は、人体から排出され、又は採取された検体の検査（検体検査）の業務を委託する場合にあっては、当該検体検査に係る設備を設けないことができる。
処置室	イ 処置室は、次に掲げる施設を有すること。 (1)入所者に対する処置が適切に行われる広さを有する施設 (2)診察の用に供するエックス線装置（定格出力の管電圧（波高値とする。）が十キロボルト以上であり、かつ、その有するエネルギーが一メガ電子ボルト未満のものに限る。） ロ イに規定する施設にあっては、前号イに規定する施設と兼用することができる。
機能訓練室	内法による測定で40m^{2}以上の面積を有し、必要な器械及び器具を備えること。 ただし、併設型小規模介護医療院にあっては、機能訓練を行うために十分な広さを有し、必要な器械及び器具を備えること。
談話室	入所者同士や入所者とその家族が談話を楽しめる広さを有すること。
食堂	内法による測定で、入所者1人当たり1m^{2}以上の面積を有すること。
浴室	イ 身体の不自由な者が入浴するのに適したものとすること。 ロ 一般浴槽のほか、入浴に介助を必要とする者の入浴に適した特別浴槽を設けること。
レクリエーション・ルーム	レクリエーションを行うために十分な広さを有し、必要な設備を備えること。
洗面所	身体の不自由な者が利用するのに適したものとすること。
便所	身体の不自由な者が利用するのに適したものとすること。
サービス・ステーション	ー
調理室	ー
洗濯室又は洗濯場	ー
汚物処理室	ー

1 介護医療院の人員、施設及び設備並びに運営に関する基準（平成30年1月18日厚生労働省令第5号）第5条

表3　介護医療院の施設基準
（介護医療院開設に向けたハンドブック 2022 より）

介護医療院サービスの報酬の変化

			介護医療院サービス報酬			
	療養型経過型介護療養施設サービス費(I) 多床室		介護医療院I−i 多床室		介護医療院II−I 多床室	
	看護6対1、介護4対1		看護6対1、介護4対1		看護6対1、介護4対1	
	2012年	2021年	2018年	2021年	2018年	2021年
要介護1	779	695	803	825	758	779
要介護2	887	792	911	934	852	875
要介護3	1034	920	1144	1171	1056	1082
要介護4	1123	999	1243	1271	1143	1170
要介護5	1213	1078	1332	1362	1221	1249

＋移行定着支援加算　93点/日
2018年4月1日から2021年3月31日まで

図９　介護療養施設と介護医療院の介護報酬

型施設の介護報酬はかなり下がり、2023年度末の廃止に向けての厚労省の本気度が伝わってくる（**図９**）。

毎年実施している日本介護医療院調査の2020年度調査では「元の施設よりも収入が増えたか」との質問に「増えた」と回答した施設が60％あり、介護報酬上優遇されていることがわかる。一方移行定着支援加算は2021年3月3日で終了したため、2021年度調査では「前より収入が増えた」と回答した施設は50％に下がっている。

介護保険算定単価は2020年から2021年にかけて、一日単価として6－700円減額しており、移行定着支援加算がなくなったためと考えられる（**図10**）。

2020年	全体	I 型	II 型	その他	混合型
回答施設数	116	80	20	5	11
介護保険算定単価（1人/日）	15,212	15,802	13,220	15,249	14,531

2021年	全体	I 型	II 型
回答施設数	126	96	30
介護保険算定単価（1人/日）	14,564	15,162	12,651

I型介護医療院での介護報酬は平均15162円で、I型、II型とも2020年より収入が減っている。移行定着支援加算の廃止の影響と考える、

図10　2021年6月の介護保険算定単価（1人／日）（問6）（月の入所に関する介護保険収入を入所者延べ数で除した金額）
（度日本介護医療院協会2021年度調査より。）

施設数と療養床数の経緯

　介護医療院は2022年6月時点で727施設43323床となった（図1）。

　介護医療院の開設は2020年3月から6月の間に急激に増加している。これは2020年4月までに開設すると一日93単位の移行定着支援加算が1年間受けられるが、加算の期限が2021年3月31日までなので、2020年4月を過ぎると、加算が受けられる期間が徐々に短くなることから、この時期に向けて開設が集中したと考えられる。またそれまでは認可者である行政に対して、事務処理が進まないとの苦情が多く聞かれたが、この時期を境にその苦情はほとんど聞かれなくなったので、行政も2020年4月までに開設を認可するように努力したものと想定する。

元の施設の内訳は以下である（図2）。

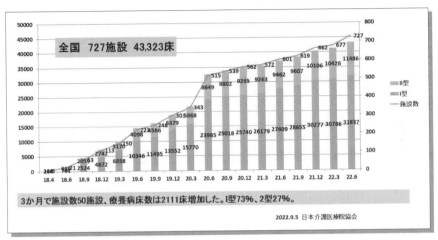

図1　介護医療院の開設状況（2022年6月）

元の施設	施設数	療養室数	
介護療養病床病院から	458	28922	介護系全体で80%を占めている
介護療養病床診療所から	56	607	診療所はあまり移行していない
介護療養型老健施設から	100	5129	9000床あった。最近は増えない
医療療養1.2から	144	4830	3か月で261床増加。予想外に多い。
経過措置から	39	1548	2018年には6万床あったが、この1年で3施設82床増加のみ
医療・介護療養以外の病床	8	324	一般病床が含まれる。少しずつ増加
その他のベッドから	6	426	老健等。直近3か月で266床増加　勢いがある
新設	24	835	3か月で240床増加　勢いがある

図2　介護医療院の移行元の施設数（2022年6月）

　2018年4月には介護療養病床約5万床、医療療養病床約28万床（経過措置約6万床を含む）、転換型老健0.9万床があった。

　これらの施設に関しては、介護医療院の療養病床からの移行を推進する

ために、介護保険事業（支援）計画での取り扱いに、例外として、総量規制の枠外であるとの事務連絡がされいている。

【医療療養病床及び介護療養型医療施設から介護医療院への転換として

・医療療養病床及び介護療養型医療施設が、介護医療院、介護老人保健施設等に転換する場合には、必要入所定員総数の増加分を含まない。

・この取扱を踏まえ、介護保険法第 107 条第 5 項等に基づく介護保険施設等の許可等の拒否（いわゆる「総量規制」）は基本的に生じない。】

　優遇されている施設のうち介護療養病床病院からの移行は比較的進んでいるが、転換型老健からはいまだ約半数の移行である。また介護療養病床診療所からの移行も進んでいない。

経過措置病床は介護医療院を選択しなかった

　最も注目すべきは医療療養の経過措置（2017 年度末まで医療療養 2、25 対 1 の看護基準だった病棟）病床である。経過措置病床は介護療養型医療施設と同様に 2023 年度末の廃止が決定している。経過措置病床は 2018 年 4 月に約 6 万床あり介護医療院への移行が期待されていたが、この 4 年間で介護医療院には 1,548 床しか移行しなかった。では経過措置病床が残っているかというと、正確な数字は不明だが、2022 年には 5 − 6 千床しか残っていないと考えられる。つまり医療療養経過措置病床は廃止までの移行先として介護医療院を選択しなかったということである。おそらく医療療養 20 対 1、地域包括ケア病床等へ移行したものと想像している。経過措置から介護医療院以外の病床へ移行した施設の今後の動向にも注視したいと思っている。

　介護医療院は介護療養病床 5 万床、経過措置 6 万床、転換型老健 0.9 万床が移行すると想定して、総数 10 万床程度と期待していたが、上述した

ように、経過措置病床の5万床が消えてしまったため、この数年では6万床程度でいったん落ち着くものと想定している。その後に老健等の「その他の施設」や「新設」等が増えてくると、更に増床していくものと思われる。

2. 地域包括ケアと 地域医療構想と介護医療院

介護医療院協会　会長　**鈴木　龍太**

地域包括ケアシステム

　厚生労働省は2012年の第5期介護保険事業計画で「地域包括ケアシステム」の構想を発表した。

【日本は、諸外国に例をみないスピードで高齢化が進行しています。65歳以上の人口は、現在3,500万人を超えており、2042年の約3,900万人でピークを迎えますが、その後も、75歳以上の人口割合は増加し続けることが予想されています。このような状況の中、団塊の世代が75歳以上となる2025年（令和7年）以降は、国民の医療や介護の需要が、さらに増加することが見込まれています。

　このため、厚生労働省においては、2025年（令和7年）を目途に、高齢者の尊厳の保持と自立生活の支援の目的のもとで、可能な限り住み慣れた地域で、自分らしい暮らしを人生の最期まで続けることができるよう、地域の包括的な支援・サービス提供体制（地域包括ケアシステム）の構築を推進しています。】

　2025年の予想では高齢者人口は3677万人（30%）となり、特に第一次ベビーブーマーが75歳以上になる影響で後期高齢者が爆発的に増加する。

75 歳以上の後期高齢者は 1 人当たりの医療費が年間 93 万円と推計され、65 歳以下の人の医療費 18 万円の 5 倍の医療費がかかる。2020 年でも医療費全体の 40％が 75 歳以上の後期高齢者に充当されており、その後期高齢者が 2180 万人（17,7％）と増加するのであるから、2020 年度 42 兆円の医療費が 2025 年度には 55 兆円になると予測されている。一方介護保険制度は 2000 年に創設され、当時の総費用は 3.6 兆円だったが、2025 年には 21 兆円になり、個人が支払う介護保険料も 2000 年 2911 円から 2025 年には 8200 円になると想定されている（介護保険を取り巻く状況　厚生労働省 2012）。

　医療費・介護費用の膨大な増加を受けて、厚生労働省は「このため、地域包括ケアシステムの構築を推進しています」と言及している。「医療・介護費用が増加する、このため、高齢者を地域で見守りましょう」というロジックは国民にわかり易いロジックだろうか？もう少し説明が必要と考えるので、以下の章で補足していく。

地域医療構想

　2025 年問題を受けて 2014 年に地域医療構想が発表された（図 1）。2014 年の発表当時、精神病床を除いて、一般病床が 100 万床、療養病床が 34 万床あった。これを機能別に高度急性期、急性期、回復期、慢性期の 4 つに分類し、それぞれの機能の必要病床を算出し、それに合わせて、2025 年に向けた病床再編を行うという構想である。

　地域医療構想では、最も医療費のかかかる一般病床を 53 万床に削減することが提案されている。急性期病床が減ることで在院日数が短期化し、すぐに自宅へ退院することができない例が生じる。、この受け皿として、回復期を 11 万床から 37 万床に増やすことが提案されている。一方慢性期

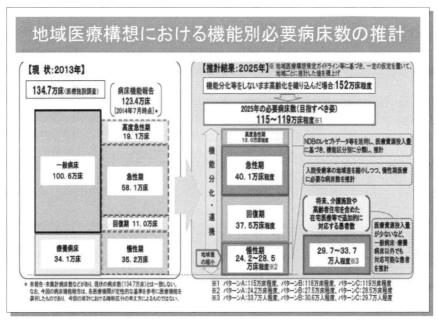

図1　地域医療構想
　　（2013年第5回医療・介護情報の活用による改革の推進に関する専門調査
　　より）

は35万床から28万床程度に減らす構想である。この構想では2025年の
必要病院病床は115万床となり、2014年の135万床から見ると、病床全
体は20万床減り、医療費の削減に貢献できることになる（**図1**）。都道府
県別に人口10万人当たりの病院病床数（2018年）をみると最低の神奈川
県で811.4床、最高の高知県で2551.6床（**図2**）と3倍の差があることか
ら、地域医療構想では都道府県ごと、更に2次医療圏ごとに病床計画を立
てて、調整することが決まっている。
　一般病床削減のターゲットは看護基準7対1の病床である。7対1病床
は2006年に導入されたが、その結果、全国的に短期間で数多くの届出が

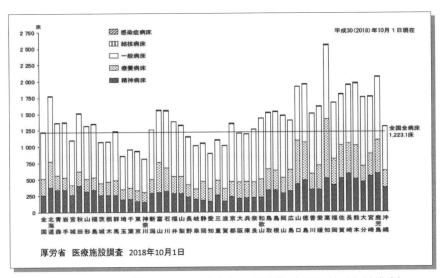

図 2　都道府県別人口 10 万人当たりの病床数（2018 年厚生労働省）

行われ、看護師の需要が急速に逼迫した。一方で、7 対 1 入院基本料導入の趣旨に合致していない病院が届け出をしているという指摘もなされていたことから削減の対象となったものと思われる。2014 年時点での病床の届け出は自主的報告によると高度急性期 19 万床、急性期 58 万床、これに回復期 11 万床が含まれ、計 88 万床が一般病床とカウントされた。一方慢性期と届け出た病床は 35 万床であった。2025 年の必要病床では高度急性期 13 万床、急性期 50 万床、回復期 38 万床、慢性期 28 万床程度とされている。自主的報告数と地域医療構想の必要病床数は回復期が必要病床では多く必要とされている等、かなり乖離しているが、実現には二次医療圏ごとに開催される、地域医療構想調整会議で各二次医療圏ごとに調整されることになっている。機能別病床はあくまで医療機関の自主的な報告による分類であり、都道府県で強制的に分類するものではない。この調整会議では当初回復期という名称から回復期リハビリテーション病床のみが該当す

るような誤解があり、回復期とは何かという議論が盛んに行われた。最近では回復期とは回復期リハビリテーション病床だけでなく、地域包括ケア病棟、更に2次・3次救急を担う高度急性期・急性期ではなく、地域の高齢者のサブアキュート医療等を担っている地域急性期病床も含まれると理解されている。

　地域医療構想の着地点である2025年が近づいてきたが、機能別必要病床の取り組みは進んでいるのだろうか？地域医療構想の推進により、最近新設される病床は一部の大都市近郊医療圏では急性期の新設も見られているが、全国的には回復期が主である。実際回復期リハビリテーション病床は2014年69,316床であったが、2020年には89,668床と2万床以上増床した。2014年に新設された地域包括ケア病床は2020年に88,913床と急速に普及し、両者あわせて回復期病床は10万床以上増加している。2020年10月の医療施設数をみると、一般病床88,7920床、療養病床28,9114床であり、2014年から一般病床で6,296床の減、療養病床で39,030床の減と療養病床での削減が進んでいるのが実態である。一般病床、療養病床の分類と地域医療構想病床機能報告での4分類は同じものではないので解釈には注意が必要であるが、これまでのデータから少なくとも回復期は10万床以上増加し、慢性期は3万床程度減少していることがわかる。慢性期の減少は介護医療院への移行が貢献していると考えられる。

在宅医療の必要量

　2025年には高齢者人口は3,677万人（30%）となり、75歳以上の後期高齢者も爆発的に増加する。後期高齢者が増加することは有病率が上がり、患者が増えることを意味するが、地域医療構想では病床が20万床減ることになる。いったい病気を持つ高齢者はどこへ行くのだろうか？

　地域医療構想では、在宅医療の必要量として、病院に入院している患者のうち在宅や高齢者施設へ移る対象となる事例を提案している（図３）。

① 介護療養医療施設と医療療養病床に入院している医療区分１の患者の75％

② 現在訪問診療を受けている患者

③ 一般病床で急性期の基準を過ぎた患者（DPCで入院期間Ⅲを越えた患者）

　ここで医療区分についておさらいをしておく。10頁の**表１**にあるように医療区分２，３は明確な基準があるが、医療区分１は「医療区分２，３に該当しない者」とある。医療区分１は一般には「医療必要度の低い患者」と理解されているので、医療区分１であれば在宅や介護施設へ移動することも可能であると考えられる。しかし、実態はそうとは言えない。以下のような医療行為が必要となる場合もすべて医療区分１である（**表１**）。

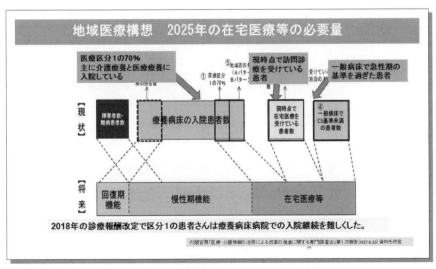

図３　地域医療構想　在宅医療等の必要量

酸素や24時間持続点滴をしていなければ 医療区分1です。
終末期　看取り
がん末期
抗癌剤使用
脱水
貧血
心不全
徐脈
低栄養
寝たきりで経鼻栄養　胃ろう
意識障害
全介助
吸引1日7回以下

表1　医療区分1の例

　現実には在宅は老々介護が多く、独居高齢者も増加している。最近では訪問診療・介護が進み、通所もできるので、かなり在宅系での受け入れはできるようになってきたが、**表1**のような状態で在宅でケアするのは大変な労力と、社会的支援が必要だ。また介護施設でも看取りができる施設、夜間吸引、経鼻栄養チューブの交換、胃ろうの交換、点滴等の医療行為ができる施設は限られている。更に大きな問題として2025年には介護職40万人が不足するといわれており、介護施設の閉鎖、一部縮小が想定される。実際に療養病床に入院している医療区分1の患者は行き場がないので入院しているのである。また医療区分は2であるが、長期間の療養が必要な神経難病の患者や、気管切開のカニューレのケアが必要な患者も在宅や介護施設でのケアが求められているが、このような患者を受け入れる介護施設は稀である。このような現状で医療区分1の患者を20万人在宅、

介護施設へ退院させることは可能なのだろうか？できなければ地域医療構想は机上の空論となる。

　今回介護医療院が創設されたことで、**表 1**に上げたような医療行為が必要な医療区分 1 の患者や、難病、カニューレのケアが必要な患者を介護医療院で受け入れることが可能となり、医療行為のできる介護施設として介護医療院の重要性が今後ますます増してくると考えられる。

死亡者の増加

　高齢者の増加に伴い、死亡者数も増加する。2021 年の死亡者数は 137 万人であったが、2025 年には 159 万人、うち 65 歳以上の死亡者が 90％の

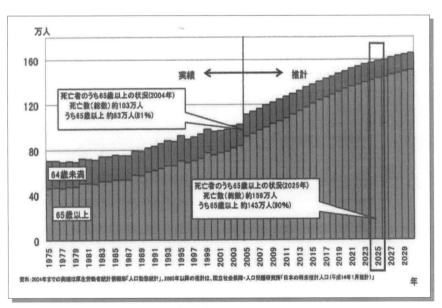

図 4　死亡者数の推移と見通し
（第 1 回介護施設等の在り方 委員会 2006.9.27 より）

143万人になると想定されている（**図4**）。

　現在137万人の死亡者のうち、病院で死亡している人が約90万人である。2025年には病院数が減るので、病院で死亡する人は現在と同じで90万人とすると、70万人を自宅か介護施設で看取ることになる。内閣府の高齢者の健康に関する意識調査（2012年）では、「治る見込みがない病気になった場合にどこで最後を迎えたいか」という問いに対して、自宅で迎えたいという希望が55％であったとしており、自宅で最期を迎えたい人が多いことを強調している。しかし、前項でも述べたが、在宅は老々介護か独居高齢者が多くを占めており、実際に在宅で看取ることはかなり難しい。今後介護医療院、特養、有料老人ホーム等での看取りを広げていく必要がある。

　日本介護医療院協会の調査では介護医療院の退所者のうち50％が死亡退所であり、介護医療院が看取りの場として機能していることがわかる。

死因の変化

　日本の死因は1950年代後半から1位悪性新生物、2位心疾患、3，4位が脳血管疾患と肺炎であった。しかし、2018年に突如、老衰が3位となり、その後老衰が急激に増加している（**図5**）。高齢者が増えたから老衰が増えたという単純なものではない。死亡診断書記入マニュアル（厚生労働省　大臣官房統計情報部　医政局）には一般的注意の⑤として【死因としての「老衰」は、高齢者で他に明らかな死亡の原因がない、いわゆる自然死の場合のみ用います。】とある。病院で死亡した場合は高齢者であっても死亡原因となる臓器がほぼ同定できるので、老衰と記入することは少ないと考えられる。しかし、在宅系の訪問診療や介護施設での看取りの場合、画像診断や検査ができないことも多く、死因臓器の特定が難しい場合

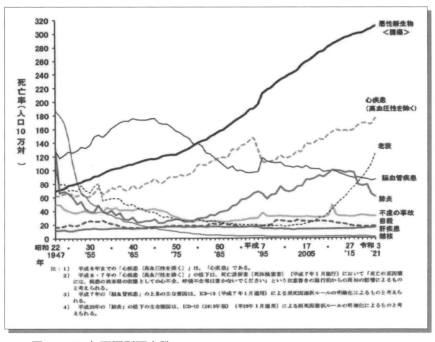

図5　202年死因別死亡数
（令和3年（2021）人口動態統計月報年計（概数）の概況より）

がある。このような場合に医師は死亡診断書の直接死因欄に「老衰」と記
載するのではないかと想定する。死因統計で老衰が増えているということ
は、別の見方として、死亡場所として、病院以外の自宅系や介護施設で看
取ることが増えている一つの表れではないかと考える。老衰は今後も増え
続け、死因の2位になる可能性があるだろう。

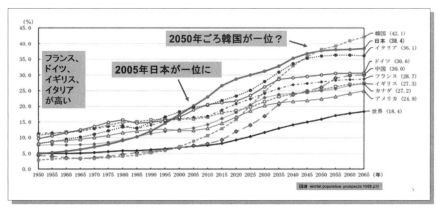

図6 世界の高齢化率の推移

高齢者の居場所

①日本の高齢社会

日本が世界一の高齢社会となったのはそんなに古いことではなく、2005年のことである。それまではフランス、ドイツ、イギリス等の欧米先進国で高齢者人口の割合が高かった。またこの世界一の座もずっと続くわけではなく、2045年には韓国に一位の座を譲ると予想されている（図6）。

日本の高齢化率（65歳以上の人口比率）は1955年には5.3％であったが、1970年に7％を越え、初めて高齢化社会となり、24年後の1994年に14％で高齢社会となった。その後も高齢者は増加し続け、13年後の2007年に21％を超え超高齢社会を迎えた。7％増加するごとに高齢社会の名称を変更してきたが、11年後の2018年には増加のスピードが速くなり、高齢化率は28.1％となったが、内閣府のＨＰでも超高齢社会を超える名称はつけられていない。

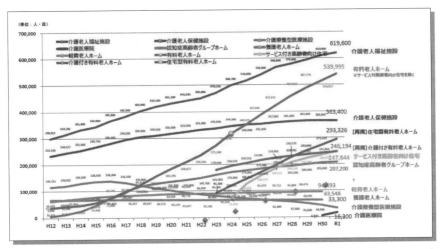

図7　高齢者向け住まい・施設の利用者数（厚生労働省老健局 2019. 10.26 より）

②高齢者の居場所

　では日本の高齢者はどこにいるのだろうか？**図7**は2019年の高齢者向けの住まい・施設の利用者数のグラフである。介護老人福祉施設（特養）が62万人、有料老人ホームが54万人、介護老人保健施設（老健）が36万人、サービス付き高齢者向け住宅（サ高住）が25万人、認知症高齢者グループホームが21万人、経費老人ホームが9万人、養護老人ホームが6万人、介護療養型医療施設が3万人、介護医療院がこの時点で1万6千人（2022年は4万人）であり、総計218万人となる。この施設の中で、医師が在籍しているのは、老健と介護医療院である。老健は夜間、休日に医師はオンコールであるが、介護医療院は医師が24時間365日勤務している施設が多い。このことからも、医療、看取りを安心して任せられる高齢者施設として介護医療院が位置づけられる。

　総計218万人が高齢者施設にいることがわかったが、病院の療養病床にも長期に入院している高齢者は多いと考えられる。療養病床30万床のう

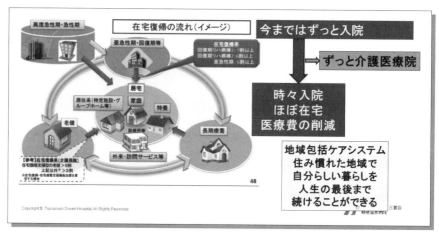

図8　地域包括ケアシステムに介護医療院が加わった

ちの20万床が長期入院している高齢者と想定すると、施設、病院にいる高齢者は240万人程度となる。2021年時点の高齢者が3,640万人であるので、差し引いて3,400万人の高齢者は自宅で生活していることになり、高齢者のほとんどが自宅で生活しているのが現状であることがわかる。また高齢者世帯、高齢者独居世帯がますます増加することが容易に想像できる。

③介護医療院は、利用者・施設・行政　三者に三方得

　今まで「ずっと病院」から「時々入院、ほぼ在宅」のキャッチフレーズで地域包括ケアシステムを表していたが、2018年に介護医療院ができたので、途中から「ずっと介護医療院」という分岐もでき、選択肢が広がった（図8）。

　在宅へ退院した患者は生活を主に自分で賄うことになり、自助である。介護施設は地域住民が介護料を50％負担し、国費は25％負担であり、互助的要素が高い。一方医療保険は国庫負担がおよそ40％と高く、更に公

的医療機関への赤字補填でかなりの税金をつぎ込んでいる。地域包括ケアで在宅生活高齢者が増加すると国や地方の税金の医療・介護の負担が減るので、地域包括ケアで宣言した「医療・介護費用が増加する、このため、高齢者を地域で見守りましょう」というロジックとなるのである。

介護医療院の創設で

㋐利用者にとっては医療区分 1 の居場所ができた。

㋑病院にとっては医療区分 1 の患者が退院して空床になるのではなく、介護医療院に移行することで、施設の空きがなくなり、経営にも利点がある。

㋒医療保険の病院病床を介護保険の介護医療院に移行することで、地域医療構想に則った病床削減と自宅・介護施設への転出がスムーズに進む。

　このことから、介護医療院は、利用者・病院／施設・行政の 3 者にとって、得をする三方得の Win　Win　Win の施設であるといえる。今後の発展が楽しみである。

3. どうなる　2024年度診療報酬・介護報酬の同時改定

倉敷スイートホスピタル　理事長　江澤　和彦

わが国の置かれている社会状況

　近未来の人口推計は、確実に起こるファクトであり、今後の人口推移や少子高齢化を踏まえた社会保障の構築は不可避である。2025年に団塊の世代が後期高齢者となり、2040年代前半に65歳以上の高齢者人口はピークを迎えると共に、85歳以上の人口も増加の一途を辿る。2040年以降も75歳以上の後期高齢者人口はじわじわと伸び続け、2060年には、人口の4人に1人が後期高齢者の社会を迎え、その後、2060年代後半に75歳以上の人口もピークを迎え、以降は減少に転じる。75歳以上の人口推移に応じて、医療需要、介護需要の順に高まるため、当面数十年間は両者の需要は増えていくが、その後減少に転じる。

　これらの推計は、日本全体として生じる現象であることに注意を要する。わが国は、2割の国土面積に8割の人口が住まう人口偏在の著しい島国であり、地域の状況は千差万別となっている。東京都を含む関東首都圏では今後の高齢者増への危機感が高まる一方で、地方では医療需要がピークアウトしている地域、さらには、介護需要も既にピークアウトしている地域さえある。今後の医療介護政策は、これまでよりもさらに地域によっ

て大きく異なってくる。

　国家財政の国債依存の状況下において、マクロ的に医療費と介護費は当面伸び続けるため、持続可能性が最大の懸案事項である。2040年の社会保障費は一定の経済成長率を見込む中で、医療費と介護費の対GDP比は伸び続ける見込みとなっている。GDPの６割は個人消費が占めるが、先進国の中でわが国だけが30年間国民の賃金所得が上がっておらず、足元のGDPの伸びは鈍く、直近では、円安と物価高騰に見舞われている。

　これらのわが国の社会状況を念頭において、2040年を見据えて、2024年度は、診療報酬・介護報酬・障害福祉サービス等報酬の同時改定のみならず、医療計画、医療費適正化計画、介護保険事業計画、障害福祉計画、特定健診・保健指導計画、データヘルス計画等の多くの計画が更新のタイミングとなり、さらに、医師の働き方改革や感染症法等の改正等が2024年度をターゲットとして実施されることは、十分に念頭に置いておく必要がある。

医療と介護の機能強化

かかりつけ医機能

　かかりつけ医とは、何でも相談できて、最新の医療情報を熟知し、必要時に専門医や専門医療機関に紹介でき、在宅医療や介護保険とも緊密に連携し、身近で頼りになる地域医療、保健、福祉を担う総合的な能力を有する医師であり、かかりつけ医機能の向上に努めている医師はすべてかかりつけ医と定義され、患者が最も信頼を寄せ患者が選ぶ医師である。最近では、かかりつけ医の社会的機能として、健康づくり講座・介護予防講座の開催、住民主体の通いの場の開催や参加の地域貢献活動に期待が高まっている。

　かかりつけ医機能の充実には異論は出ないが、制度化には様々な議論がある。かかりつけ医として利用を希望する医療機関を患者が事前登録し、未登録の医療機関を受診する外来患者に新たな定額負担（選定療養）を求める仕組みを求める提案もあるが、フリーアクセスを阻害する仕組みを国民が容認するとも思えず、慎重な検討が求められる。特に、複数の併存疾患を持つ高齢者への対応、或いは、コロナ禍における有事の対応等は、地域という面で支える視点に基づいた役割分担と連携が重要であり、制度化のソフトランディングに注目が集まる。合わせて、紹介受診重点医療機関と連携するかかりつけ医機能の在り方も位置付けられる。

病院の果たす役割

　病院は、「療養の場」でもなく「看取りの場」でもなく、明確に「治療の場」であることがより一層推進される。24時間365日の対応や救急医療、急変対応が益々求められてくるであろう。しかも、医療資源を集中的に投入した高次機能や専門治療を担う急性期病院と地域包括ケアネットワークを基盤として地域医療や在宅医療を支える病院に二極化する方向にある。

　令和4年度診療報酬改定では、急性期充実体制加算が新設され、特定機能病院の一部と合わせて、高度急性期医療が明確化された（**図1**）。総合入院体制加算のうち平均在院日数の短い病院が参入すると目されているが、両者の加算を算定する病院は、合わせて約400病院、15〜20万床と想定される。看護配置7：1の病床は34万床あり、次回改定では、急性期一般入院料1〜6の見直しも予測される。看護職員の7：1の配置体制に基本報酬が支払われることは見直される方向にあり、急性期医療の強化を踏まえ、提供しているプロセスの評価が議論されるかもしれない。また、重症度、医療・看護必要度のA項目の評価から心電図モニターが削除さ

―急性期：急性期一般入院料―

○急性期充実体制加算：感染症にも対応出来る高度急性期医療
　実績要件は総合入院体制加算の中間点
　多くは総合入院体制加算からシフトか？200病院？

○総合入院体制加算：全てを受け入れる地域の砦の病院（約350病院）
　在院日数の短い病院は総合入院体制加算→急性期充実加算へシフト
　急性期充実体制加算と共に高度急性期と定義

高度急性期＝急性期充実体制加算＋総合入院体制加算？
併せて400病院？15~20万床？
＋特定機能病院（一部）
看護配置7：1病床は約34万床
急性期の定義は？
他の急性期一般入院料1~6のあり方？

図1　令和4年度診療報酬改定のポイント

れたが、中医協では、骨の手術の評価期間を 11 日から 10 日へ短縮する案
も示され、B 項目の見直しと合わせて議論となる可能性もある。

　一方で、地域を支える中小病院は、地域医療や在宅医療の機能強化が求
められる。令和4年度診療報酬改定においても、地域包括ケア病棟入院
料、回復期リハビリテーション病棟入院料、療養病棟入院基本料がそれぞ
れ機能強化へ向けて見直された（図2～5）。

　地域包括ケア病棟では、在宅療養等患者の受入や在宅医療等の実績の評
価に力点が置かれた。療養病床の地域包括ケア病棟の適正化や老人保健施
設からの初期加算が他より高いことは、医療資源投入量を評価したもので

―重症度、医療・看護必要度―

○急性期入院料5~7を5・6に整理（傾斜の均一化）

○必要度Ⅰ→Ⅱへの誘導と200床未満の緩和措置

○A項目：注射薬剤3種類以上の管理（＋）輸血・血液製剤の管理（＋）
　　　　心電図モニターの管理（－）→モニター配置数に影響？

見直し案4→B項目：衣服の着脱削除／C項目：骨の手術11日→10日
今後も200床未満に配慮と共に必要度Ⅱへ一本化？
看護必要度のB項目削除？

図2　令和4年度診療報酬改定のポイント

あり、包括報酬の医療資源投入量に着目した評価は今後も導入されるであろう。回復期病棟の評価では、重症者の受入と改善実績がより求められ、FIM測定の精度の議論に封印すべく、第三者評価が推奨され、次回改定でさらに推進されるかもしれない。療養病棟では、経口摂取へ向けた体制の整備が求められたが、今後はプロセス・アウトカム評価が問われるかが注目される。2006年度から導入されている医療区分評価については、実態を反映していないとの指摘もある中、見直しは経年的な課題となっている。

　これらの機能強化に当たって、在宅療養支援病院がかかりつけ医や在宅医療を担う診療所、介護施設等と日頃から顔の見える関係を構築し、急変時の緊急入院を担う後方支援機能を発揮することも方策として考えられる。

―回復期：地域包括ケア病棟入院料―

① 　　　急性期治療を経過後の患者の受入
　　自院一般病棟からの転棟割合要件の対象拡大と減算厳格化

② 　　　在宅療養患者等の受入
　　救急医療の要件化（一般病床・療養病床）
　　自宅等からの入棟患者割合と緊急患者受入の引上げ
　　初期加算の見直し（自院一般病棟から引下げ／自宅・高齢者施設から引上げ）

③ 　　　在宅復帰支援
　　在宅復帰率の引上げと入院料・管理料3・4に設定
　　200床以上に在宅医療等の実績要件
　　100床以上の入院料・管理料1・2に入退院支援加算1要件化
　　※療養病床には救急要件・自宅等からの入棟患者割合と救急患者受入数を別途設定

3つの役割における要件のさらなる厳格化？
医療資源投入に応じた評価の推進
→低：自院一般病棟から／療養病床の地ケア
→高：自宅・高齢者施設から

図3　令和4年度診療報酬改定のポイント

介護事業所の果たす役割

　介護保険の二大目的である尊厳の保持と自立支援を踏まえて、サービス類型ごとに理念と役割が定められており、あるべき姿へ向けて、さらなる機能強化が求められる方向にある。

　2024年度介護報酬改定を踏まえて、在宅の課題を克服する通所サービスの役割の強化と共に入浴介助加算の更なる推進、通所リハビリテーション機能の総合評価の導入、訪問リハビリテーションの推進と訪問看護ステーションからのリハビリ専門職の訪問の整合性、夜間対応型訪問介護や療養通所介護の希少サービスの在り方、特別養護老人ホームの配置医師の在り方、老健施設の多職種協働の在宅療養支援を強化、その他、機能に着

―回復期：回復期リハビリテーション病棟入院料―

○入院料の見直し
　本来の入院料1~4の位置付けの明確化
　入院料5・6の廃止→新入院料5は一時的（2年間）
　重症者割合の引上げ（1・2：3割→4割／3・4：2割→3割／特定機能は5割）
　入院料1・3の第三者評価：望ましい

より問われる重症者の受入と改善実績（アウトカム）
→発症からより早くの受入と脳外科疾患の受入増
第三者評価の状況を届出→今後は？
リハビリテーション実績指数のこれまでの議論は第三者評価で終結？

図4　令和4年度診療報酬改定のポイント

目した新たな認知症評価、BPSD を未然に防止する適切な認知症ケア等が制度設計へ向けて検討される。令和4年5月時点で介護療養病床数は、病院8273床（217病院）、診療所1163床（131診療所）が存在し、2023年度末の介護療養病床の廃止を踏まえて、介護医療院への円滑な移行に力点が注がれてきた。2024年度以降は、介護医療院は、質の向上へ向けた在り方が問われることとなる。その他、介護施設や居住系施設において、医療ニーズへの対応や介護サービス利用者の健康管理の強化による重度化や合併症併発の防止も議論の余地がある。

　令和3年度介護報酬改定において、注目の加算として、施設系サービスに「自立支援促進加算」が新設された。尊厳の保持、本人を尊重する個別ケア、寝たきり防止、自立した生活の支援を念頭に置いた取り組みを評価するものである。介護現場においては、日中の大半をどう過ごすかが自立

―慢性期：療養病棟入院基本料―

○中心静脈栄養の見直し
　摂食機能又は嚥下機能の回復に必要な体制の確保→医療区分3を維持

○療養病棟入院基本料の経過措置の見直し
　減算割合の厳格化
　リハビリテーション特化型への対応
　→FIMの測定で実態把握
　→FIMの毎月測定行わない場合はペナルティ（1日2単位制限・医療区分1算定）

経口摂取のプロセス・アウトカム評価の推進？
経過措置の入院料の適正化と再編？

図5　令和4年度診療報酬改定のポイント

支援に大きく影響する。当然ながら、中重度要介護者においても日中の
ベッド離床時間が長い程 ADL は高まり、本人の生きがいを支援する取組
により自立度は向上する。器質的障害を除く廃用性の機能障害は十分に回
復が期待できるものであり、ベッド離床や日中のケアの工夫により、廃用
性の嚥下障害による経管栄養から経口摂取への移行もしばしば経験する。
また、集団的流れ作業的なケアからの脱却も込められており、排泄リズム
を踏まえた個別の排泄ケア、食事の希望時間や嗜好、個浴による入浴ケ
ア、愛着ある物の持ち込みによる落ち着く居場所づくり等の取組が求めら
れており、今後のわが国のケアの質の向上に期待が高まることが期待さ
れ、本加算の推進と見直しが図られる可能性がある。
　また、科学的介護を推進するために、ケアに関する幅広い情報につい
て、データを提出しフィードバックを受け、PDCA サイクルを回してサー

ビスの質の向上を図る仕組みのＬＩＦＥについては、フィードバックする内容を見直して修正が図られる見込みとなっている。

医療・介護連携と多職種協働による生活支援

　次回同時改定においては、高度急性期・急性期・回復期・慢性期の医療、介護事業所、在宅医療・介護に共通のテーマとして、「生活支援」が重要な視点となる。急性期病棟においても、入院患者の高齢化、要介護化、認知症合併等が年々顕著となり、疾患の治療と平行して、介護による生活支援、リハビリテーションによる自立支援の他、口腔ケアや栄養サポートといった多職種協働による支援が欠かせず、これらの取組をどう評価するかが注目される。入院患者の半数が75歳以上の実態に対し、実際にコロナ病棟では、80歳代から100歳程度の虚弱で食事介助を要する認知症の患者が多く入院し、リハビリ専門職や介護職が支援した事例もあり、近未来の急性期病棟のイメージを示した。

　令和3年度介護報酬改定では、口腔・栄養・リハビリテーションの一体的取組が推進され、多職種で記入する計画書の様式も示された。低栄養状態でリハビリテーションを実施しても効果は乏しく、栄養状態を改善するためには、硬い物をしっかりと咀嚼して嚥下する口腔機能が不可欠であり、フレイルにおいても、筋肉の負荷運動と必須アミノ酸摂取の同時介入によって改善が認められる。次回同時改定では、医療現場にも導入されることが期待され、今後、増える予測の脳血管疾患、肺炎、心不全、大腿骨頸部骨折等の患者にも大いに有効となる。

　在宅では、退院・退所後速やかに、多職種による多様なサービスとの連携が重要となるため、入退院支援の一環として取り組むことが求められる。定期的に歯科受診している高齢者の肺炎発症率が抑制される一方で、

入院・入所中に実施されていた口腔ケアが退院・退所後に実施されず誤嚥性肺炎を発症して再入院するという実態もある。今後、地域の歯科衛生士、或いは管理栄養士等が居宅療養管理指導の実施を通じて、地域を面として支え合う仕組みの構築も検討すべきである。

　介護報酬では、医師の詳細な指示に基づき、本人、家族、介護支援専門員、居宅サービス事業所の担当者が一堂に会してカンファレンスを行うリハビリテーションマネジメント加算の取組によって、ＡＤＬの向上等の実績が蓄積されている。この地域にフィッティングしたリハビリテーションカンファレンスとも言える取組は、口腔や栄養にも十分応用可能であり、さらには、口腔・栄養もリハビリテーションと一体的にマネジメントを行うことで相乗効果も期待できると考える。

　第７波のコロナ禍においては、コロナ肺炎自体の悪化ではなく、コロナの感染を契機として、基礎疾患の悪化、細菌性肺炎等の感染症の併発、誤嚥性肺炎の併発により、死者数が増加した。感染初期の治療介入があれば、重症化を防げたことも示唆され、亡くなるべきではない命が失われたことについては、猛省しなければならない。次回同時改定においては、令和４年度診療報酬改定に新設された感染対策向上加算の仕組みがすべての介護事業所に拡大することを期待する。

終わりに

　医療・介護ＤＸの推進等の「変革」が求められる一方で、普遍的に守るべきことは、医療介護に携わる立場として、人々の命を救い、尊厳を保持し、自立を支援し、地域を支えることである。今は寝たきりや意識障害であっても、誰しも普通の暮らしをしていたお元気な頃があり、仕事に精を出したり、家族との団らんを過ごしたりされていたはずである。私たち

は、そこに想いを馳せながら寄り添い、本人の意思を尊重し、喜びも悲しみも共有することこそが大切なことと考えている。お一人おひとりの「尊厳の保障」、これこそが最大の使命であると確信している。

4.　日本の医療・介護の未来は　介護職確保にかかっている

介護医療院協会　会長　**鈴木　龍太**

介護職の不足

　2022 年度に日本介護医療院協会が介護医療院 693 施設を対象に実施した調査（回答 150 施設）では、現場で苦労している事柄の回答で最多は「介護職の確保」（72.7％）だった。最近、どの施設でも介護職確保が特に難しくなっており、現場から「介護職が集まらない」「入職してもすぐに退職してしまう」「夜勤ができる介護職が減っている」等悲鳴に近い声が聞こえてきている。

　ここでいう介護職とは国家資格の介護支援専門員（ケアマネージャー）や介護福祉士だけを意味するのではない。一般に言う「介護士」という資格は実際には存在しておらず、どんな人でも、特別な資格がなくても現場ではヘルパーやケアワーカーと呼ばれて介護職として働くことができる。しかし 2021 年の介護報酬改定に伴い、無資格の介護職に「認知症介護基礎研修」の受講が義務化された。3 年間は経過措置なので、2024 年 4 月には「認知症介護基礎研修」を受けていないと介護職はできなくなる。「認知症介護基礎研修」の内容は都道府県により異なり、一日程度、e ラーニング、無料から数千円が多く、受講しやすいものとなっている。

介護職の処遇改善

国は今までに様々な介護職に対する処遇改善を実施している。

①介護職員処遇改善交付金

2009 年 10 月から 2012 年 3 月にかけて実施したもので、現在は実施されていない。

当時、介護人材の確保が思うように進まなかった状況を踏まえ、文字通り「介護職員の処遇を改善する」、より具体的には賃金面での待遇を改善するために交付金制度がスタートした。

②介護職員処遇改善加算

2011 年度まで実施されていた介護職員処遇改善交付金を引き継ぐ形で、2012 年に運用が開始された。処遇改善加算は、介護職員の賃金向上を目的に、介護報酬を加算して支給する制度であるので、加算を取得した事業所は、加算額に相当する賃金改善を実施しなければならない。

③介護職員等特定処遇改善加算（特定処遇改善加算）

介護職員処遇改善加算に追加する形で、2019 年 10 月から新たに運用が開始された。特定処遇改善加算は、技能・経験のある介護職員の処遇改善を目的に、介護報酬をさらに加算して支給する制度である。内閣府が 2017 年 12 月に閣議決定した「新しい経済政策パッケージ」で提示された、「勤続年数 10 年以上の介護福祉士について月額平均 8 万円相当の処遇改善を行う」という方針に基づき、制度設計が行われている。

④介護職員処遇改善支援補助金

2022 年 2 月から 9 月の間に施行。対象介護事業所の介護職員（常勤換算）1 人当たり月額平均 9,000 円の賃金引上げに相当する額。対象サービスごとに介護職員数（常勤 換算）に応じて必要な交付率を設定し、各事

業所の総報酬にその交付率を乗じた額を支給する制度。ただし、処遇改善加算 I- Ⅲのいずれかを取得している事業所という条件があり、今まで取得してこなかった事業所はこの補助金は受けられない。後述するように介護医療院では約20％が処遇改善加算を取得していないので、そのような施設では介護職員処遇改善支援補助金が受けられないことになる。介護職確保の点で処遇改善加算は取得しておいたほうがよいが、取得すると病院看護助手との不公平感が大きくなるので、難しい選択を迫られている。

⑤介護職員処遇改善支援補助金の 2022 年 10 月以降の措置

　令和 4 年 10 月以降の措置については、大臣折衝事項（令和 3 年 12 月 22 日）において、【令和 4 年 10 月以降について臨時の報酬改定を行い、収入を 3 ％程度（月額平均 9,000 円相当）引き上げるための措置を講じることとする】とされ、これを前提に、介護職員処遇改善支援補助金と同様の措置とする案について、現在社会保障審議会介護給付費分科会において検討中であるとの事務連絡が出ている（厚生労働省　事務連絡 2022.1.19）。

　日本介護医療院 2021 年度調査では介護報酬の「介護職員処遇改善加算」を受けている施設は 79％ だった（**図 1**）。さらに技能・経験のある介護職員を対象とする「介護職員等特定処遇改善加算」を受けている施設は 53％ となっている。これは厚生労働省が実施した 2021 年度介護従事者処遇状況等調査の結果でもほぼ同様の状況で、介護施設全体では 95％ で処遇改善を受けているが、介護医療院は他の介護サービスと比較して、処遇改善加算を受けている施設が 80％ 程度と低い水準にとどまっている。これは、施設の中で働く同じ介護職の間で介護医療院で勤務する介護職と病院で勤務する介護職（看護補助者）の報酬に違いが生じ、不公平感が生ずるために、介護職処遇改善を受けにくいのが理由ではないかと考えられる。

介護職の処遇改善は不公平感を増す

介護職員処遇改善加算	施設数	比率(%)
1.受けている	118	79.2
2.受けていない	31	20.8

介護職員等特定処遇改善加算（技能・経験のある職員にさらに加算する）	施設数	比率(%)
1.受けている	78	52.7
2.受けていない	70	47.3

併設病院病床の看護助手、介護職員に対して処遇改善を実施している	施設数	比率(%)
1.実施している	79	56.8
2.実施していない	60	43.2

その財源はなんですか？	施設数	比率(%)
a.病院持ち出し	54	85.7
b.看護補助加算	3	4.8
c.その他	7	11.1

介護医療院に勤務する介護職には80%の施設で処遇改善加算を受けているが、特定処遇改善加算は半数の施設しか受けていない。

同じ施設で働く病院の介護職(看護助手)には公平性を担保するために病院持ち出しで、半数以上の施設が処遇改善を実施している。

苦しい状況が推測される。

63

図１　介護職の処遇改善加算に関する調査
（日本介護医療院協会 2021 年度調査）

病院で働く介護職は看護補助者と呼ばれている

介護施設で働く介護職の処遇改善は進んできたが、介護職は介護施設だけではなく、病院でも必須な職種である。介護職は療養病棟では長期入院患者の生活の支援をしており、夜勤も担っている。病院では介護職を介護職とはいわず、看護補助者と呼んでいる。看護補助者は一般病棟ではナースエイド、メディカルアシスタント等と称して看護師の補助的業務を実施している。

介護医療院は病院の中に開設されている施設が多いため大きな問題が生ずる。介護医療院に勤務する介護職は処遇改善があるので報酬はかなり高くなる。一方同じ病院の病棟に勤務する介護職である看護補助者は処遇改

善加算を受けられない。つまり、同じ施設内の介護職で介護医療院で働く介護職のほうが病棟で働く看護補助者より報酬がかなり有利になるという不公平が生じてしまうのである。

　日本介護医療院協会の調査（**図 1**）では、この不公平に対して併設病院病床で働く看護補助者に処遇改善を実施している施設が57％あるが、その財源はほとんどが病院の持ち出しであり、各施設で苦しいやりくりをしていることがわかる。病院職員の看護補助者への処遇改善は日本慢性期医療協会、日本介護医療院協会等でも様々な機会に行政に要望しているが、医療と介護の縦割り制度に阻まれて進んでいない。これは重大な問題である。介護施設での介護職不足は介護施設の閉鎖、質の低下等をもたらす。同様に病院での看護補助者の待遇改善が進まないと、看護補助者の不足、質の低下、夜勤のできる看護補助者が育成できない等、療養病床の人員基準を満たせなくなる可能性が高く、日本の医療制度そのものの存続が危ぶまれる可能性があり、早急な改善が望まれる。

　2022 年には看護職員等処遇改善事業で看護師を対象に賃上げが実施された。この基金は看護補助者の処遇改善にも利用できる。しかし、対象となる病院は地域で救急医療管理加算を取っている病院に限られる。そのような病院は勤務している看護補助者の人数は少ない。2022 年 10 月には更に診療報酬で大幅な看護師の処遇改善が実施される。この制度は慢性期の病院・施設の看護師、看護補助者にとって不公平感が増し、慢性期医療からの看護師、介護職離れを加速する可能性がある。療養病床では看護補助者が一定数いないと施設の人員基準を満たさないので、やむを得ず病棟閉鎖になる可能性がある。

　二木は介護職の処遇改善の一つの対策として「医療職、介護・福祉職、保育士等の賃金水準を恒常的に引上げる一番確実な方法は、国家公務員の各職種の俸給表を改定することだと考えます。そうすれば、それがすぐに

地方自治体の医療・介護施設等、次で公的医療機関、ひいては民間医療機関・介護事業所等の従事者の賃金増に波及するからです（二木レポート2022年1月）。」とコメントしている。

介護職不足、介護職のモチベーション向上に対して

　介護サービス施設・事業所調査によると、2019年の全国の介護職員数は211万人である。厚生労働省は2025年度には介護職員必要数が32万人増えて243万人必要だとの推計を示している（**図2**）。介護職不足の現状でこれだけの人材が集まるのだろうか？

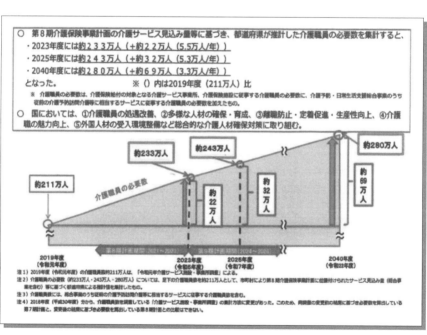

図2　「第8期介護保険事業計画に基づく介護職員の必要数について」
（厚生労働省 2021 年 7 月 9 日）

　厚生労働省の「介護サービス事業（施設サービス分）における 生産性向上に資するガイドライン（2020 年度版)」には「介護の質を確保し、向上させていくことが、介護現場が直面することになる課題です。こうした課題を抱えつつも、人手不足の中であっても介護現場が地域における安心の担い手として役割を果たし続けるためには、①人手不足の中でも介護サービスの質の維持・向上を実現するマネジメントモデルの構築 ②ロボット・センサー・ICT の活用 ③介護業界のイメージ改善と人材確保 に関し、介護業界を挙げて取り組むことの必要性が、「介護現場革新会議基本方針」（2019 年 3 月 28 日）の中で述べられています。」と記載されている。厚生労働省は介護人材確保に向けた取り組みを進めていて、介護現場における多様な働き方導入モデルを紹介している（**図 3**）。

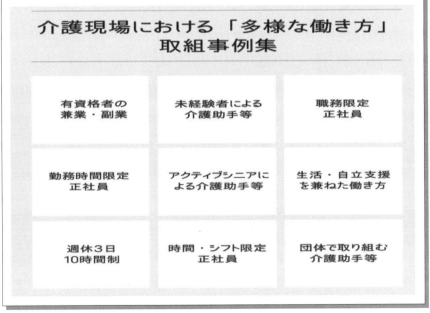

図 3　介護現場における多様な働き方　（厚生労働省 2022 年）

これらの取り組みは「介護業界を挙げて」ではなく、医療・介護・福祉を含めて、「国を挙げて」でなくては無責任といわざるを得ない。

介護職の業務改善、人材確保の方策

（1）タスク・シフト／シェア

日本看護協会の「看護の専門性の発揮に資するタスク・シフト／シェアに関する ガイドライン及び活用ガイド　2022年6月15日」を抜粋すると、【「タスク・シフティング（業務の移管）／タスク・シェアリング（業務の共同化)」であり、「業務の移管・共同」を意味する言葉として、一体的に「タスク・シフト／シェア」が用いられている。ただし、タスク（業務）を他職種にシフト（移管）するのか、他職種とシェア（共同化）するのかによって、各職種の責任の範囲や業務実施体制 は大きく異なるため、各医療機関において検討・議論する際には「タスク・シフト」と「タスク・シェア」は使い分けることが必要である。】とある。

介護医療院の介護職の業務は以下のものがある。

（ⅰ）身体介護：　介護を必要とする方の身体に直接触れて行う介助サービス全般。具体的には、食事介助や入浴介助、清拭、排泄介助、更衣介助、体位変換、移動介助、外出介助、服薬介助など。

（ⅱ）生活援助：　日常生活を送るうえで必要な業務。介護医療院では具体的には、食事の支度や洗濯、掃除、ベッドメーキング、リネン交換など。

（ⅲ）社会活動支援その他：　療養生活の活性化をはかるためのレクリエーションの実施、専門職が行う機能訓練の補助、地域との交流活動等。

これら業務でタスク・シフト、つまり業務移管ができるものはあるだろうか？

生活援助に関しては、掃除やベッドメイクの外注、外出時の付き添いの

外注等が挙げられる。しかし外注は常勤の介護職の業務改善にはなるが、非常勤の介護職を報酬を払って雇うことと変わらないので、介護職の業務改善とはいえない。介護職に関してはタスク・シフトは難しい。

　前述した日本看護協会の「看護の専門性の発揮に資するタスク・シフト／シェアに関する ガイドライン及び活用ガイド」では、「保健師助産師看護師法（第 31 条）において、「療養上の世話」と「診療の補助」は看護師の業務独占であると定められているため、看護補助者は「療養上の世話」と「診療の補助」を実施してはならない。つまり、看護補助者の業務範囲は「療養上の世話や診療の補助」に該当しない看護補助業務である」。また「食事、清潔、排泄、入浴、移動等の直接ケア（厚生労働省通知「基本診療料の施設基準等及びその届出に関する手続きの取扱いについて」（保医発 0305 第 2 号・令和 2 年 3 月 5 日）では「療養生活上の世話」）については、その業務が療養上の世話でない場合に限り、看護補助者が実施することができる。その際、療養上の世話であるかどうかを判断する役割を担うのは、療養上の世話を業務独占している看護師である。その業務が療養上の世話であるかどうかは、業務の内容だけでなく、対象者の状態に よって決まる。清拭を例に挙げれば、体位変換によって容易に循環動態が変動するような患者の清拭は看護の専門的判断を要する業務であるため療養上の世話に該当するが、体位変換によって状態が変化するリスクがない人では療養上の世話に該当しない場合もある。そのため、対象者の状態を把握した上で、看護師が的確に判断することが求められる」とある。

　ここで言いたいことは介護医療院では看護職と介護職が協働しているので、介護職の業務は病院の看護助手と同様に考えられ、看護師の療養の世話に該当しない部分の身体介護、生活援助であると言える。しかも、これらの業務には決められた資格は必要ないのである。このことから、病院事務、学生、ボランティア等でも指導をすればタスク・シェアリングが可能

であることになる。

　当院では当院の職員が空いた時間に食事介助を手伝うタスク・シェアリングを募集し、50名の職員が参加した。ボランティアや学生アルバイトによる移動介助、レクリエーション、話し相手、傾聴や病院事務職も書類作成のタスク・シェアリングが可能である。タスク・シェアと総論的に論ずるのではなく、各職種の業務内容にリストすると更にタスク・シェアがやりやすくなると考える。例えば、食事介助は専門職としては栄養士、管理栄養士、言語聴覚士、歯科衛生士等が近い業務をしているので、各職種の業務内容に「食事介助」と記載をするということである。

（2）ロボット・センサー・ICT等の活用

　介護ロボットとは**図4**のように定義されている。2010年ごろから取り

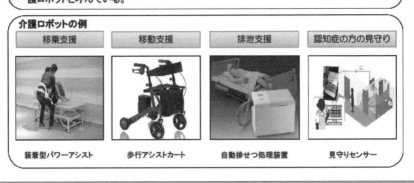

図4　介護ロボットの定義

組みがはじまったが、普及がほとんど進んでいないのが現状である。介護ロボットが普及しない原因は、価格が高いといった経済的な側面ではなく、たとえ安価になったとしても機能面で現場ニーズとの間に開きがあるからである。当院でも多くのロボット、ICT 機器の導入を試みた。パワーアシスト等の装着ロボットは取り付け、取り外しに時間がかかり、他の業務に影響する。リフトは入浴時に必要であるが、防水でないので使えない。音声入力は間違いを直すほうが手で書くより時間がかかるといった具合である。厚生労働省もメーカーも本気になって、現場で試用し、現場の声を反映させて改善し、実用的なものを開発して欲しい。

介護文書の軽減

　介護現場の業務の 20％は書類作成だそうだ。

　厚生労働省は 2019 年 8 月 7 日に第一回「介護分野の文書に係る負担軽減 に関する専門委員会」を開催し、介護分野での文書削減に乗り出した。すでに 2022 年になっているが、大きな進捗は見られていない（**図5**）。

外国からの人材確保

　介護職の不足を補うために外国からの人材確保も進められている。

　EPA 外国人看護師・介護福祉士受け入れ事業はインドネシア、フィリピン、ベトナムとの協定で 2008 年から開始され、5,000 人以上の介護福祉士を受け入れている。在留資格介護は本邦の公私の機関との契約に基づいて介護福祉士の資格を有する者が介護又は介護の指導を行う業務に従事する活動で 2020 年 6 月には介護福祉士 3,700 人が登録している。

　外国から夢を持って来日してきてくれる若い人たちが楽しく過ごせて、

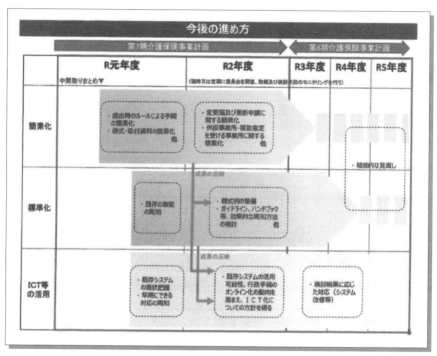

図5　介護分野の文書に係る負担軽減今後の進め方

仕事をして良かったと思える環境を提供すること、必要な援助をすること
が受け入れた国、行政、施設、施設で働く職員の義務だと考える。そうす
ることで、友人・知人を勧誘してもらい、更に広がると考える。日本の社
会全体が外国人を受け入れる覚悟が必要である。

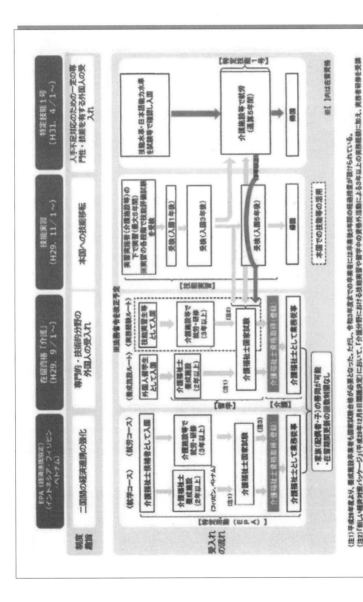

図6 外国人介護人材受け入れの仕組み

5. ACP といわれても ACP はできていない

介護医療院協会　会長　鈴木　龍太

人生の最終段階における医療・ケアの決定プロセスに関するガイドラインと ACP

　2020年3月に厚生労働省は「人生の最終段階における医療・ケアの決定プロセスに関するガイドライン」を改訂した。一部を掲載する。

「1　人生の最終段階における医療・ケアの在り方

　医師等の医療従事者から適切な情報の提供と説明がなされ、それに基づいて医療・ケアを受ける<u>本人が</u>多専門職種の医療・介護従事者から構成される医療・ケアチームと十分な話し合いを行い、<u>本人による意思決定</u>を基本としたうえで、人生の最終段階における医療・ケアを進めることが最も重要な原則である。また、本人の意思は変化しうるものであることを踏まえ、本人が自らの意思をその都度示し、伝えられるような支援が医療・ケアチームにより行われ、<u>本人との話し合いが繰り返し行われること</u>が重要である。さらに、本人が自らの意思を伝えられない状態になる可能性があることから、家族等の信頼できる者も含めて、本人との話し合いが繰り返し行われることが重要である。この話し合いに先立ち、本人は特定の家族等を自らの意思を推定する者として前もって定めておくことも重要である。」

　上記部分は Advance Care Planning（ACP）の考えに従ったものである。厚生労働省は 2018 年に ACP の愛称を「人生会議」としその普及に努めている（**図 1**）。

「ACP とは、将来の変化に備え、将来の医療及びケアについて、本人を主体に、その家族や近しい人、医療・ケアチームが、繰り返し話し合いを行い、本人による意思決定を支援するプロセスのことです（日本医師会のHP から）」とある。このように ACP は本人が直接参加して、自分の意思をはっきり示すことが基本である。また自分が意思を示すことができなくなった時に、自分の代わりに意思を伝えてくれる人は誰かを決めておくことが ACP の目的の一つである。

「病気になる前に書いた事前指示書があるから、それをもとに話し合えば ACP と言えるのでは？」という質問を受ける。この場合は本人の気持ちは事前指示書を書いた時であるので、本人が現在の気持ちをあらわせないので、ACP とは言わず、Advance directive と言う。ACP では心身の状態に応じて意思は変化する可能性があるので、何度でも話合うことが基本である。そのため ACP はあくまで、その時の本人の意思を確認する必要がある。

　では本人の意思が確認できない場合はどうしたらよいか？ガイドラインでは家族等が本人の意思を推定できる場合は本人の推定意思を尊重し、本人にとって最善の方針をとる、家族や近しい人が本人の意思を推定できない場合や、家族や近しい人がいない場合は「本人にとって最善の方針を医療・ケアチームで慎重に判断する」と提案している（**図 2**）。この場合はどちらも ACP とは言えない。

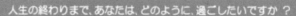
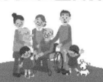

図1　人生会議

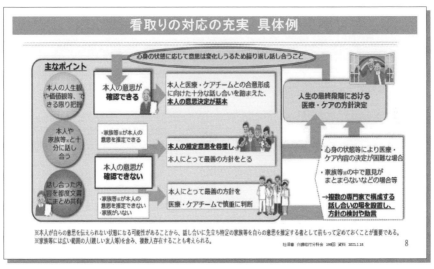

図2　介護給付費分科会

介護医療院の設置基準に求められる看取りの体制、ACPと言われてもACPはできていない

介護医療院の施設基準に以下の項目がある。

ⅰ　医師が一般に認められている医学的知見に基づき回復の見込みがないと診断した者であること。

ⅱ　入所者等又はその家族等の同意を得て、当該入所者等のターミナルケアに係る計画が作成されていること。

ⅲ　医師、看護職員、介護職員、管理栄養士等が共同して、入所者等の状態又は家族等の求め等に応じ、随時、入所者等又はその家族等への説明を行い、同意を得てターミナルケアが行われている。

ⅳ　ⅱ及びⅲについて、入所者本人及びその家族等と話し合いを行い、入所者本人の意思決定を基本に、他の関係者との連携の上、対応してい

る。

　このうち【iv】は2021年の介護報酬改定で追加されたものであり、「入所者本人及びその家族等」 と記載され、本人の意思決定をより強く求めている。

　介護医療院Ⅰ型（I）では入所者の10%以上 　、Ⅰ型（Ⅱ）では5%以上に対して上記のターミナルケア計画のための多職種カンファレンスの実施が義務化されている。

　介護医療院が創設された2018年に厚労省がACPを人生会議と名付け、広報活動を開始し、介護医療院の施設基準にもターミナルケアで「入所者等又はその家族等の同意」を得ることが義務化されたことで、介護医療院では意思確認のためのカンファレンスを「ACPをやりましょう」と言うことが多かった。しかし、ACPはその定義から本人が直接参加して、自分の意思をはっきり示すことが基本である。そこで、介護医療院で実際に本人が参加したカンファレンスが開かれているのか調べてみた。

　表1に示すように、2021年度調査では介護医療院で実施されている意思確認カンファは1823回あるが、そのうち本人が参加できたものは27回で1.5%のみであった。鶴巻温泉病院でも調査したが、28回のカンファレンスのうち本人が参加したのは2回、それも同じ入所者だった。このことから、介護医療院では本人の参加が必須であるACPは実際にはほとんど

	日本介護医療院協会調査2021年4－6月	鶴巻温泉病院介護医療院2020年4－8月
意志確認カンファレンス延べ回数	1823回	28回
本人参加（ACP）	27回〈1.5%〉	2回（7%）

表1　日本介護医療院協会2021年度調査　意思確認カンファレンスと本人の参加

できないことがわかる。介護医療院では ACP ができないのであれば、誤解しないように、本人不在で実施しているカンファレンスは ACP とは呼ばないようにすべきである。私は「意思確認カンファレンス」と呼んでいるが、それぞれの施設で名前を決めてほしい。

　要介護度 4 − 5 の入所者が中心である介護医療院では日本介護医療院調査で示されたように、意思確認カンファレンスにほとんどの場合本人が参加できないことを認識すべきだ。厚生労働省が 2021 年の介護報酬改定で追加した、「入所者本人及びその家族等と話し合いを行い、入所者本人の意思決定を基本」とするという文言は「入所者本人もしくはその家族等」とすべきであると考える。また「入所者本人の意思決定を基本」ということを強調したいと言うのであれば、本人が意思をはっきり言える状態の良い時期に本人が参加する ACP(人生会議) の開催を促すべきである。例えば最初に介護認定をする時期にケアマネが ACP を開催する、がん治療の初期に急性期病院で開催する等を進めてはどうか。

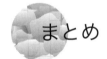 まとめ

　介護医療院では「ACP といわれても ACP はできていない」ことを知るべきである。それでも介護医療院でターミナルケアのカンファレンスを開くときは、できるだけ本人の参加を心がけることが必要である。認知症の人でも嫌なものは嫌と言えることもあるので、認知症であっても本人に参加を促すことを試みてほしい。本人が参加できない状態である場合は ACP とは言わないで、「意思確認カンファレンス」等の名称を用いるようにしてほしい。

　どの施設でも入所時にキーパーソンを決めていると思うが、キーパーソンは施設に介護報酬等を支払う経済的なキーパーソンを指すことが多い。

本人が最も信頼し、本人を最も理解している人が、支払いをするキーパーソンとは限らない。是非とも入所時に「本人の代わりに治療方針や人生の最後の方針を決めることができる人はだれか？」を本人に尋ね、その人を意思確認のキーパーソンに指名しておくことが望ましい。

6.　やってよかった介護医療院

日本介護医療院協会 2022 年度調査結果から

介護医療院協会　会長　鈴木　龍太

介護医療院は従来型老健からの移行と新設が増えている

　2022年6月30日の介護医療院施設数は727施設43323床となった（**図1**）。「介護療養病床」からは概ね全体と同様の増加率だが、最近は少し鈍っている。「転換型老健」は介護医療院創設時には移行に積極的だったが、

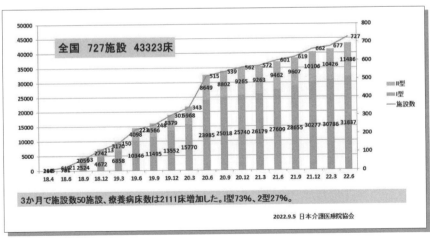

図1　介護医療院開設状況（厚生労働省 2022 年6月）

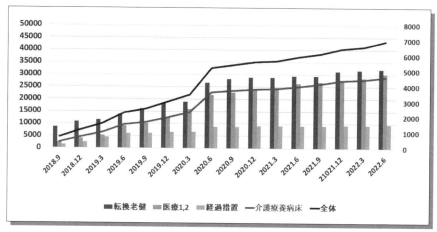

図2　介護医療院の移行元の施設　介護・医療療養、転換型老健（2022.6.30）

2020年9月以降はあまり増えない。「医療療養1，2」からは全体の増加と同様な傾向で徐々に増えている。「経過措置」は2020年6月以降横ばいで、2018年には6万床あったが、1548床止まり。もう増えないので、「経過措置」は介護医療院を選ばなかったと結論できる（**図2**）。

「介護/医療療養病床以外」は主に一般病床からの移行だが、継続的にあり、現在324床。「その他病床」はすべて従来型老健からの移行だが、2021年6月以降266床と急速に増加し、現在692床。「新設」も直近3カ月で240床と順調に増加している。大都市だけでなく地方でも増加しており、現在835床である（**図3**）。「従来型老健」が増加しているが、老健と、介護医療院を比較すると、老健は入所期間からの移行は3カ月ごとに継続を判断するが、介護医療院では入所期間に制限がない、介護報酬は要介護3以上では介護医療院が高い。さらに介護医療院は自宅扱いなので、地域包括ケア病棟へ転院しても在宅復帰としてまた戻ってこられる、従来型老健よりも医療行為がやりやすい等の利点があり、その点を考慮して、

介護医療院を選択しているものと考えられ、今後も増加すると予想される（**図 4**）。

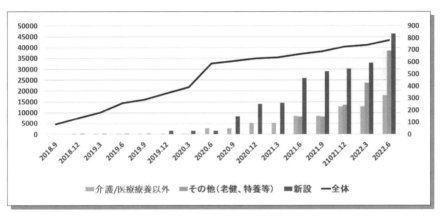

図 3　介護医療院の移行元の施設　一般病床、従来型老健、新設（2022.6.30）

要介護度	1	2	3	4	5
報酬　従来型老健	714	759	821	874	925
報酬　介護医療院II（院）	669	764	972	1069	1138

	特徴	入所期間	介護報酬	人員	医師	設備・その他	分類
従来型老健	在宅復帰と在宅療養支援を行う施設　リハビリ目的	3か月ごとに入所継続を判断	要介護低いと老健が高い	看護職少ない	100人に1名　日勤		施設
介護医療院II（院）	医療ニーズの高い要介護者の長期療養と生活支援を行う	終身入所可能　看取り可能	要介護3以上は院が高い	看護職多く、介護職少ない　放射線技師適当数	100人に1名　日勤	エックス線装置が必要	自宅地ケア病棟と行き来可能

図 4　従来型老健と介護医療院 II の比較

「やってよかった」 日本介護医療院協会 2022年度調査より

日本介護医療院協会会員は2022年6月現在299施設、24666床で、組織率は施設で41%、療養床数で54%と比較的高い組織率と考えている。

2019年度から毎年一回日本介護医療院協会調査として全介護医療院へ調査票を配布している。2022年度調査は2022年6月に実施し、対象は全介護医療院693施設に送付し、回答は141施設からあり、回答率20%療養床計9776床であった。

1. 概要

介護医療院全体の稼働は95%と非常に高く、人気の高い施設である。療養室が8 m^{2}以下の経過措置が21%、廊下の幅の経過措置が15%であった。平均要介護度はI型で4.29とこれは4年間ほぼ不変、II型は3.96とやや軽い。

介護報酬はI型14855円、II型12891円と2019年より下がっているが、移行定着支援加算が2021年3月末でなくなったことによる(**図6**)。

平均要介護度	全体	I 型	II 型
2019年度	4.23	4.31	3.96
2020年度	4.24	4.32	4.14
2021年度	4.24	4.32	3.92
2022年度	4.23	4.29	3.96

平均要介護度はI型で4.3で、4年間殆ど変化していない。II型は転換型老健からの移行が多いので、少し軽い。

図5 平均要介護度(2022年7月1日時点)

	全体	Ⅰ型	Ⅱ型
2020年	15,212	15,802	13,220
2021年	14,564	15,162	12,651
2022年	14377	14855	12891

Ⅰ型介護医療院での介護報酬は平均14855円、Ⅱ型は12891円で、Ⅰ型は2019年から徐々に介護保険収入が減っている。移行定着支援加算の廃止の影響と考える。

図6　介護保険算定単価
2022 年 5 月の介護保険算定単価（1 人／日）
（月の入所に関する介護保険収入を入所者延べ数で除した金額）

2.　入退所

　入所は病院からが多いが、Ⅱ型は 11％が老健からでの入所であった。退所は死亡退所が最も多く、Ⅰ型で 62％、Ⅱ型で 51％であった。Ⅱ型は病院隣接では 54％だが、独立型では 44％と低く、自施設以外の病院への転院が 44％と多かった。これは医師がいない時間があるので、自施設で看取らず、転院しているものと推測する（**図 7**）。一方自宅退所も 10％前後みられる、回復期リハビリテーション病棟、地域包括ケア病棟等、在宅復帰系の病棟から転入してくる入所者は在宅復帰の要望に合わせて、リハビリテーションを積極的に実施することで在宅復帰可能な施設でもあるといえる。

　実際にリハビリテーションはかなり積極的に実施している（**図 8**）。

	全体	I型	II型	病院建物内敷地内併設	独立	その他
2022年4月から6月までの3か月間の退所者総数	1,669	1,399	270	170	72	28
自宅へ	2.7	2.5	3.7	4.1	2.8	3.6
自宅系老人施設(有料老人ホーム・特養等)へ	5.1	4.6	7.8	11.2	2.8	0.0
老人保健施設へ	4.3	4.3	4.4	5.9	2.8	0.0
自院の在宅復帰系病棟へ	4.6	4.3	6.3	6.5	2.8	14.3
自院の上記以外の病棟へ	13.0	13.7	9.6	14.1	0.0	7.1
他院の在宅復帰系病棟へ	3.4	2.4	8.1	4.1	20.8	0.0
他院の上記以外の病棟へ	6.2	5.6	9.3	0.6	23.6	25.0
死亡退所	60.2	62.0	50.7	53.5	44.4	50.0
その他	0.6	0.7	0.0	0.0	0.0	0.0

I型II型とも死亡退所が最も多く、I型では62%を占める。II型で独立型は死亡退院が44%と少なく、他院への転出が多い。これは夜間休日に医師が不在のため治療転院していると考えられる。一方自宅、自宅系介護施設への退所も10%前後あり、リハビリの効果か。介護医療院も在宅復帰が目指せることを示している。

図7　類型による退所の相違（2022.4 － 6 月）

2022年5月　141施設のうち	算定施設数	回答施設に占める比率(%)	件数(平均)(100床換算)	延べ回数(平均)(100床換算)
理学療法	99	70.2	79	587
理学減算	62	44.0	35	205
作業療法	81	57.4	60	437
作業減算	48	34.0	21	142
言語聴覚療法	52	36.9	47	324
言語聴覚減算	30	21.3	23	194
摂食機能療法	66	46.8	28	95
短期集中リハビリテーション	61	43.3	16	214

図8　介護医療院で実施しているリハビリテーション（2022.6 月）

3. LIFE 関連

　2021 年の介護報酬改定で創設された LIFE の届け出は 70％と進んでおり、民間ベンダーの使用が 55％と半数を超えた（**図9**）。

　LIFE の活用が要件として算定できる加算に関して、2021 年度と 2022

年度の加算状況を比較すると、2022 年度にかなり加算算定が増加しており LIFE の普及は進んでいる（**図 10**）。

	2021年比率(%)	2022年比率(%)
LIFEの届け出をしている	52.7	70.3
LIFEの届け出を準備している	30.1	10.9
LIFEの届け出をする予定はない	2.1	5.1
未定	15.1	13.8

	2021年比率(%)	2022年比率(%)
介護記録ソフト（民間企業：ベンダー）からLIFEシステムへのデータ転送	40.0	54.7
厚労省のLIFEシステムに直接データ入力	43.5	33.0
データの一部を介護記録ソフトからの転送、残りを厚労省のLIFEシステムに直接データ入力	7.8	7.5
その他	8.7	4.7

図 9　LIFE の届け出の状況

	2021年度150施設		2022年度141施設	
	算定施設数	回答施設に占める比率(%)	算定施設数	回答施設に占める比率(%)
科学的介護推進体制加算Ⅰ	13	8.7	20	14.2
科学的介護推進体制加算Ⅱ	41	27.3	57	40.4
理学療法、作業療法及び言語聴覚療法に係る加算	35	23.3	56	39.7
褥瘡対策指導管理Ⅱ（ⅠはLIFE提出不要）	34	22.7	50	35.5
排泄支援加算Ⅰ	27	18.0	37	26.2
排泄支援加算Ⅱ	2	1.3	4	2.8
排泄支援加算Ⅲ	0	0.0	1	0.7
自立支援促進加算	25	16.7	27	19.1
薬剤管理指導	9	6.0	16	11.3
栄養マネジメント強化加算	33	22.0	52	36.9
口腔衛生管理加算Ⅱ	24	16.0	10	7.1

22年度は21年度と比較して、全体に加算取得施設が増加している。自立支援加算は17%から19%。リハビリ、褥瘡、栄養が40%近くになった。

LIFEの普及が進んでいる

図 10　LIFE の活用が要件として含まれる加算の算定状況（2021 と 22 年）

　一方厚労省からのフィードバックとそのデータの質改善への利用はまだ
進んでいないと考えられるので、来年度の調査項目とする予定である。
LIFE の活用要件加算のうち重要なものとして自立支援促進加算がある。

　尊厳の保持と自立支援のために必要な支援計画
□尊厳の保持に資する取り組み　　　□本人を尊重する個別ケア
□寝たきり防止に資する取り組み　　□自立した生活を支える取り組み

　自立支援促進加算には「尊厳の保持に資する取り組み」項目があり、上
記枠内のように現在はこれにチェックをして報告するが、次の改定ではア
ウトカムを求められる可能性がある。尊厳の保持に関して、具体的項目を
あげて、実際にどの程度実施できているかを調査したところ（**図 11**）、
「意思確認カンファレンスへの本人の参加」が平均 2.6 と最もできておら
ず、「お金の管理」「選挙権行使」「生理現象を放置・我慢させない」「子供

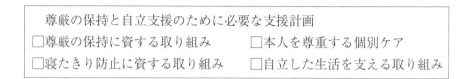

	施設数	5.よくできている	4.できている	3.普通	2.あまりできていない	1.できていない	平均値
①身体拘束ゼロへの取り組み	137	40.9	36.5	20.4	2.2	0.0	4.2
②手荒い介護をしない	136	39.7	44.9	15.4	0.0	0.0	4.2
③生理現象を放置・我慢させない	136	19.1	50.7	30.1	0.0	0.0	3.9
④子ども扱いしない	136	24.3	46.3	27.9	1.5	0.0	3.9
⑤いじわるしない	136	49.3	38.2	12.5	0.0	0.0	4.4
⑥プライバシーの保護	136	27.2	52.2	18.4	1.5	0.7	4.0
⑦選挙権の行使	135	38.5	28.9	14.8	7.4	10.4	3.8
⑧お金の管理	127	29.9	24.4	27.6	5.5	12.6	3.5
⑨人生の最期の医療・ケアに本人が参加し、本人の意思を確認している（ACP）	134	7.5	15.7	26.1	35.1	15.7	2.6
⑩代理人を決めている	136	41.9	34.6	21.3	2.2	0.0	4.2
⑪家族や代理人と本人の意思を推測	135	34.8	43.0	21.5	0.7	0.0	4.1

・意思確認カンファレンスへの本人の参加が最もできていない。
・お金の管理
・選挙権行使
・生理現象を我慢させない
・子ども扱いしない
も課題あり

14

図 11　尊厳の保持に資する取り組みの実施状況

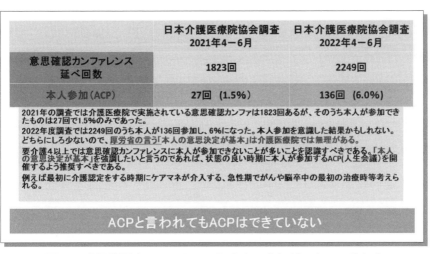

	日本介護医療院協会調査 2021年4－6月	日本介護医療院協会調査 2022年4－6月
意思確認カンファレンス 延べ回数	1823回	2249回
本人参加（ACP）	27回（1.5％）	136回（6.0％）

2021年の調査では介護医療院で実施されている意思確認カンファは1823回あるが、そのうち本人が参加できたものは27回で1.5％のみであった。
2022年度調査では2249回のうち本人が136回参加し、6％になった。本人参加を意識した結果かもしれない。どちらにしろ少ないので、厚労省の言う「本人の意思決定が基本」は介護医療院では無理がある。
要介護4以上では意思確認カンファレンスに本人が参加できないことが多いことを認識すべきである。「本人の意思決定が基本」を強調したいと言うのであれば、状態の良い時期に本人が参加するACP（人生会議）を開催するよう推奨すべきである。
例えば最初に介護認定をする時期にケアマネが介入する、急性期でがんや脳卒中の最初の治療時等考えられる。

ACPと言われてもACPはできていない

図12　意思確認カンファレンスに本人の参加ができているか？

扱いしない」が平均3点台で、今後取り組むべき課題と考えられた。

「意思確認カンファレンスへの本人の参加」に関しては介護医療院全体で意思確認カンファレンスは2249回開催されているが、本人が参加できたものは136回、6.0％と非常に少ないのが実際である（**図12**）。しかし、2021年度は1.5％だったので、本人の参加は進んでいる。これは各施設が本人の参加を意識して開催したことの表れと考える。どちらにしろ、要介護4－5の施設では本人の意思を表すことは大変難しいことがわかる。ACPとして本人が参加することを進めるのであれば、最初の介護認定の時にケアマネが実施する、最初の脳血管疾患や、心疾患、がんの治療の時に急性期でACPを開催することをルーティンとすべきであると考える。

4.　介護職不足

現場で苦労していることの筆頭は介護士、看護師確保である（**図13**）。

現実に介護職はギリギリ（56％）か、不足（31％）である。介護職の業

	施設数	比率（%）
生活施設としての環境整備	48	36.4
自宅としての入所者への対応	38	28.8
抑制ゼロ対策	70	53.0
介護保険書類の煩雑さ	36	27.3
事故届け出の基準、書類の煩雑さ	12	9.1
看護師確保	69	52.3
介護職確保	96	72.7
ケアマネ確保	29	22.0
介護職処遇改善加算に関して	22	16.7
利用者・家族の介護医療院への理解	28	21.2
地域との交流・地域貢献	76	57.6

第一に苦労しているのは介護職の確保、次に看護師の確保である。

次に地域との交流・地域貢献があがるが、これはCovid-19により、地域に出ていけないことが理由かもしれない。3番目に抑制ゼロの対策があがるが、尊厳の保持に資する取り組みの実施状況では比較的できているようだ。

図13　現場で苦労していること

務改善ではIT化、ロボット導入、タスクシフト等あがっているが、有効なものが普及しているとは言い難い現状である。

　厚生労働省が実施した2021年度介護職従事者処遇状況等調査の結果では「全国の介護施設では介護職の処遇改善は95％以上が受けているが、介護医療院は他の介護サービスと比較して、処遇改善加算を受けている施設が80％程度と低い水準に留まっている」との報告であった。今回の調査でも同様の結果で、介護医療院では様々な処遇改善のうち最大でも85％しか受けていない。介護職員等特定処遇改善加算では59％しか受けていないという結果であった。受けていない理由は大部分の施設が「併設の病院の看護補助者と不公平になるから」と回答している（**図14**）。そのため、80％の施設で併設の病院の看護補助者に病院持ち出しで独自の処遇改善を実施している（**図15**）。

介護職員処遇改善加算	施設数	比率（%）
1.受けている	119	85.0
2.受けていない	21	15.0

介護職員等特定処遇改善加算 （技能・経験のある職員にさらに加算する）	施設数	比率（%）
1.受けている	83	59.3
2.受けていない	57	40.7

介護職員処遇改善支援補助金を 受けていますか	施設数	比率（%）
受けている	89	78.8
受けていない	24	21.2

昨年80%だったが、2022年度は85%の施設で処遇改善加算を受けているが、特定処遇改善加算は59%の施設しか受けていない。2022年度4月からの「介護職員処遇改善支援補助金は79%が受けている。

介護職処遇改善を「受けていない」と回答した事業所に理由を聞いた。

77%で「併設の病院の看護補助者と不公平になるから。」との回答
その他理由は
・職員のコンセンサスが得られない。
・他職種と給与差があり、従業員を納得させられない。
・加算を届出るための書類作成、研修参加等に係るマンパワー不足

図14　介護職処遇改善に関して

併設病院病床の看護助手、介護職員に対して処遇改善を実施している	施設数	比率 （%）
1.実施している	75	78.9
2.実施していない	20	21.1

その財源はなんですか？	施設数	比率 （%）
a.病院持ち出し	59	81.9
b.看護補助加算	4	5.6
c.その他	12	16.7

同じ施設で働く病院の介護職(看護助手)には公平性を担保するために病院持ち出しで、79%の施設が処遇改善を実施している。

苦しい状況が推測される。

図15　併設病院の看護補助者に対する処遇改善

5．実施した医療行為

　実施された医療行為は多いもので採血、経鼻経管、胃ろう、歯科治療、各種点滴治療があがる。一方他院外来や病院への救急搬送は少なく、自施設で完結する傾向にある（**図16**）。

　医療行為のうちリハビリテーションの実施頻度は高い（**図8**）。70％以

	実施施設数	回答施設に占める比率(%)	実施施設における実施例数(平均)(100床換算)
他院外来受診数	79	56.0	7
病院への救急搬送数	41	29.1	2
抗生剤末梢点滴治療(肺炎、尿路感染等)	116	82.3	22
中心静脈ライン	36	25.5	15
褥瘡・創傷治療(デブリ、持続吸引等)	97	68.8	12
酸素投与	122	86.5	17
気管切開のケア	28	19.9	5
経鼻経管、胃ろうによる栄養投与・交換	122	86.5	69
歯科治療	93	66.0	30
持続モニター	96	68.1	13
膀胱カテーテル管理	115	81.6	20
CT scan MRI	97	68.8	23
血液検査	123	87.2	94

図16　実施した医療行為、その他

	施設数	比率(%)
陽性者は出なかった	112	80.0
陽性者は出たが、当日別病院へ転院した。	9	6.4
陽性者は出たが、当日同施設の病棟へ転棟した	8	5.7
陽性者が出て介護医療院内でしばらく隔離治療した	19	13.6
新型コロナウイルス感染症関連の死亡者が出た	4	2.9
ポストコロナ患者（下り患者）を受け入れた	7	5.0

陽性者を暫く治療した施設が19施設あり、介護施設でも陽性者の治療をせざるを得ないことが分かる。昨年は4施設のみ。
ポストコロナの受け入れ施設も増えている。

図17　コロナ陽性患者の対応状況

上の施設で何らかのリハを実施している。PT を例にすると、100 床あたり 79 例に 587 回 PT を実施しているので、一人の患者あたり、587/79=7.4 回実施していることになる。月に PT,OT7-8 回、ST6-7 回程度の実施で、更に減算も実施しており、積極的である。（リハは一人に対し

POS 各 10 回計 30 回可能。それ以上は 4 カ月以降、減算になる。)

　国民健康保険で 15％が査定され、主にリハビリテーションに関する項目が査定されている。新型コロナウイルス感染に関しては 19 施設が、院内発症の陽性者を隔離治療しており、陽性後の下り患者の受け入れも 7 施設で受け入れている（**図 17**）。

　介護医療院の直接の管理者は看護師が 78％、医師が 24％、介護福祉士が 16％である。今後看護師特定行為研修修了者の活躍が期待される。

6.　介護医療院の評価

　介護医療院を開設して良かったことは、収入が増えたり、助成金を受けることができたりと、経営的視点が最も多く、次に医療区分 1 の居場所ができたことや、住まいとしての環境、医療行為がしやすい等入所者への利点、介護療養病床が廃止することへの不安がなくなるという経営者の視点があがった（**図 18**）。実際に開設前より収入が上がった施設は 46％、変わらず 27％と経営的には成功している（**図 19**）。

	2021(%)	2022(%)	
収益が増加した	34.4	35.0	移行定着支援加算、助成金、収益増加等経営的に好感。
医療区分1の利用者の居場所ができた	40.5	44.2	
老健より医療行為がしやすい	14.5	23.3	医療区分1の居場所ができた。住まいとしての環境、老健より医療行為がしやすい等本来の介護医療院の役割。
施設の将来像が見えた	14.5	15.0	
住まいとしての環境があるのがよい	22.1	29.2	
職員のモチベーションが上がった	14.5	15.0	
利用者のプライバシーが確保できた	25.2	26.7	
抑制をしないようになった	13.7	17.5	
介護療養病床・経過措置が廃止になる心配がなくなった	41.2	49.2	介護療養が廃止になるという、経営者の心配が減った。等、心理的安心感もある
助成金で改修、新築ができた	21.4	22.5	
移行定着支援加算がもらえた	65.6	56.7	
地域との交流、地域貢献ができた	9.2	6.7	

図 18　介護医療院を開設して良かったこと

介護医療院の開設は収益上良かったか（2022.問21）

	2021(%)	2022(%)
前より収益が増えた	50.3	45.8
変わらず	26.2	26.7
前より収益が減った	17.2	20.6
わからない	6.2	6.9

「前より収益が増えた」は2020年度は60%だったが、以後漸減している。これは移行定着支援加算が廃止になった影響と考える

介護医療院の開設は総合的に良かったか（2022.問21）

	施設数	比率（%）
よかった	88	67.2
変わらず	24	18.3
悪かった	4	3.1
わからない	15	11.5

「総合的に良かったか」
2022年度は総合的に良かったが67%。移行定着支援加算がなくなり、収益上の利点がなくなったことと関係していると考える。一方悪かったは3%と少ない。
この結果かから介護医療院の創設は好意的に受け止められていると言える。

図 19　介護医療院の収益は、総合評価

	2019年	2020年	2021年	2022年
良かった	70	71	64	67
変わらず	15	16	16	18
悪かった	0	1	3	3
わからない	14	12	17	12

やって良かった介護医療院
この4年間の結果をみると2019、2020年は「良かった」が70%であったが、2021年度は「良かった」が64%と今までより少し下がった。移行定着支援加算がなくなり、収益上の利点が減ったことと関係していると考える。しかし2022年度は「よかった」が67%と改善している。一方「悪かった」は殆どなく、今回も3%。この結果かから介護医療院の創設は好意的に受け止められており、新しい制度は成功と言える。

図 20　やって良かった介護医療院

　WAM（福祉医療機構）Research Report（2022.9.29）によると、WAM
の貸付先介護医療院 85 施設では事業利益が年々低下し、31.4％が赤字施
設であると報告している。日本介護医療院協会の調査では収益が増加した
かを聞いているが、赤字かどうかの質問はしていないので、比較はできな
い。しかし、本調査では以前の事業形態より収益が増加した施設が 46％
あるので、経営的にも良い効果であったことは確かである。介護医療院の
事業利益に関しては病院併設の施設も多く、介護医療院だけを取り出して
収益を論ずることは難しいと考えるが、来年度以降の課題としたい。

　最後に介護医療院を開設してよかったと答えた施設は 67％、変わらずが
18％で、悪かったは 3％であり、開設以来 4 年間良かったとの回答が 70％
近くで継続している（**図 19，20**）。新しく創設された施設としてはかなり
高い評価を受けており、「やって良かった介護医療院」といえると考える。

　やはり、「やって良かった介護医療院」。

7. 介護医療院のリハビリテーション　Enjoyment of Life

鶴巻温泉病院　リハビリテーション部　部長　木村　達

介護医療院でのリハビリテーションの実施状況

　日本介護医療院協会では毎年介護医療院におけるリハビリテーションの実施状況を調査している。2022年度の調査においても介護医療院でのリハビリテーション実施頻度は高く、70％以上の施設で何らかのリハビリテーションを実施している。理学療法を例にすると、100床あたり79例に587回の理学療法を実施しており、1入所者/月あたり、587/79=7.4回実施していることになる。協会調査から、1月に理学療法・作業療法が各7-8回、言語聴覚療法が6-7回程度の実施、加えてリハビリテーションが減算となってまでも提供しているなど、介護医療院におけるリハビリテーションは積極的と考える（**図1**）。

　一方、リハビリテーションにおける基本単価（介護報酬）は診療報酬と比較して低く、更に4か月以降11回目以降は70％の減算となる。そのため、人員配置の充足は厳しく、限られた人員で、効果・効率を考えたリハビリテーションの提供を考えなければならない。介護医療院の理念の一つである「自立支援」への働きかけには、そういった現状を踏まえ対応していかなければならいのが実情である（**図2**）。

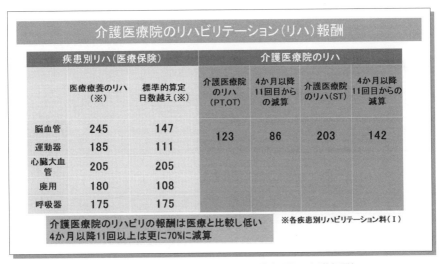

図1　介護医療院でのリハビリテーションの実施状況（2022 年度日本介護医療院協会調査）

141施設のうち	算定施設数	回答施設に占める比率(%)	件数(平均)(100床換算)	延べ回数(平均)(100床換算)
理学療法	99	70.2	79	587
理学減算	62	44.0	35	205
作業療法	81	57.4	60	437
作業減算	48	34.0	21	142
言語聴覚療法	52	36.9	47	324
言語聴覚減算	30	21.3	23	194
摂食機能療法	66	46.8	28	95
短期集中リハビリテーション	61	43.3	16	214

介護医療院のリハビリテーション（リハ）報酬

	疾患別リハ（医療保険）		介護医療院のリハ			
	医療療養のリハ（※）	標準的算定日数越え（※）	介護医療院のリハ(PT,OT)	4か月以降11回目からの減算	介護医療院のリハ(ST)	4か月以降11回目からの減算
脳血管	245	147	123	86	203	142
運動器	185	111				
心臓大血管	205	205				
廃用	180	108				
呼吸器	175	175				

介護医療院のリハビリの報酬は医療と比較し低い
4か月以降11回以上は更に70%に減算

※各疾患別リハビリテーション料（Ⅰ）

図2　リハビリテーションの診療報酬、介護報酬

	全体	I型	II型	病院建物内 敷地内併設	独立	その他
類型による相違　退所（2022.4－6月）（問3）						
2022年4月から6月までの3か月間の退所者総数	1,669	1,399	270	170	72	28
自宅へ	2.7	2.5	3.7	4.1	2.8	3.6
自宅系老人施設(有料老人ホーム・特養等)へ	5.1	4.6	7.8	11.2	2.8	0.0
老人保健施設へ	4.3	4.3	4.4	5.9	2.8	0.0
自院の在宅復帰系病棟へ	4.6	4.3	6.3	6.5	2.8	14.3
自院の上記以外の病棟へ	13.0	13.7	9.6	14.1	0.0	7.1
他院の在宅復帰系病棟へ	3.4	2.4	8.1	4.1	20.8	0.0
他院の上記以外の病棟へ	6.2	5.6	9.3	0.6	23.6	25.0
死亡退所	60.2	62.0	50.7	53.5	44.4	50.0
その他	0.6	0.7	0.0	0.0	0.0	0.0

図3　介護医療院の退所状況（2022年度日本介護医療院協会調査）

　日本介護医療院協会調査の退所状況をみると（**図3**）、ほぼ半数が死亡退所となっている。しかし、I型で7.1%、II型で11.5%が自宅、もしくは自宅系介護施設への退所という状況である。これは介護医療院におけるリハビリテーションの実施が活動・参加、そして自立支援につながったことの表れと考えられる。介護医療院は終の棲家だけではなく、自立支援、在宅復帰も目指せる施設であると言える。

介護医療院のリハビリテーションの実際

（1）真の希望を把握し、目標を共創する「興味関心チェックシート」の利用

　リハビリテーションにおいて目標設定は重要であり、その設定には本人、家族の意思を反映させ立案する。しかし、介護医療院の入所者の多く

は、介護度、認知症ともに重度であり、意思の疎通がとりにくい。話が聞けても「今の状況では何もできない」「今のまま落ち着いていれば良い」といった諦めや現状維持の内容が聞かれる。家族の要望も現状維持が多い。また、支援する側、特に医療者は、その特性上、医療面や機能面に注目しがちで、誤嚥性肺炎や褥瘡予防など医療的なリスク回避が主な内容となり、「活動」「参加」「個別性」を反映した目標設定にはなりづらい。また、対象者の意思がくみ取れないため、自分たちの思い込みや憶測に偏った目標設定にもなりやすい。このように、意思疎通が難しい場合において個別性ある目標設定の立案のために「興味関心チェックシート」や「目標設定のツール」を利用することは非常に有効である。厚生労働省も介護保険分野における加算算定や計画書作成の際、情報集としてこれら評価シートを活用することを推奨している。当院でも入所時に興味関心チェックシートを利用し、対象者や家族の希望を把握するようにしている。こういったツールはその方を知るきっかけとなり、そこから広がりを持たせ個別性ある目標設定となる。

（2）限られた能力だからこそ、「できるADL」を見つけ出す

　入所者の多くは生活全般に介助が必要である。そのため、「できない面」「介助が必要な面」に目が行きやすくなる。しかし、重要なことは、入所者の「機能・能力」を生活の視点で評価し、「できるADL」を見つけ出すことである。「関節拘縮や皮膚が脆弱な状態であっても、安全・安楽な座位はどのように行うか」「食事は経口摂取できないか」「排泄はトイレで行えないか」など、全介助であっても機能や能力を「生活・活動・参加」へつなげる支援が重度要介護者へのリハビリテーションと考える。また、活動がある入所者であれば、その活動がどこまで自分でできるのか、他の活動につなげられないのかなど、更なる活動の広がりをイメージしながら

　評価を行う。こういった視点がその方の自立支援につながると考える。さらに、入所自体が長期療養となるため、どうしても受動的な生活になりやすい。そのため「自らできた」という体験は非常に重要である。これらがモチベーションとなり次の活動につながる。自宅外出を希望されていた入所者が、自宅でトイレ動作が行えるように職員とトイレ動作の獲得に励み、「トイレでの排泄」をケアプランに組み込んだ。最初は排泄動作全般に介助が必要であったが、徐々に便器への移乗動作の介助量が減り、最終的に移乗が見守りとなった。そして、念願の自宅外出が行われ、自宅でのトイレ動作も可能であった。また、温泉が大好きだった入所者に対しては職員総出で院内の大浴場で温泉気分を満喫してもらったところ、「また温泉に入りたい」と笑顔が見られた。こういった「やりたい」の実現と「できた」という実感が生活の原動力となり、その結果、機能面・能力面の維持につながると考え、入所者の生活に入り込んだ、生活リハビリテーションに取り組んでいる。

（3）認知症への関り

　認知症への関りにおいても、【必ず「できる」作業がある！】を心掛け取り組んでいる。認知症の入所者は日によってできる作業に変動があるため、作業内容や工程を柔軟に変更し対応している。また、対応に苦慮する場合は、認知症サポートチームへの相談も行っている。

　以前、作業活動の一環として張り子を作製し、さらに作った張り子を地域のお祭りで実際に販売した。普段は、自ら何か行うという様子は見られないが、張り子作りでは、自ら糊付けや彩色を行う様子がうかがえた。お祭りで販売した際、自ら客に声をかけるなど、一緒に行かれた家族も驚いていた。

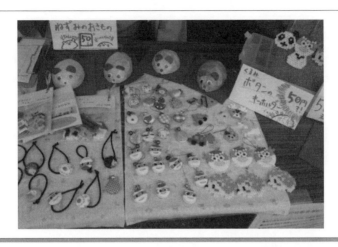

図4（写真1）　作った作品を地域のお祭りで実際に販売

（4）食事へのこだわり

　当院では特に食事への対応にこだわりを持っている。食べる際は、どんな状態であっても（たとえベッドのままであっても）自室から出て、他の入所者と一緒の場で食べるようにしている。この「食事の場の共有」は、食事に触れ、人と触れ、様々な刺激に触れる大事な機会だと思っている。さらに経口摂取への取り組みも積極的に行い、ST による観察的なスクリーニング評価や必要に応じ VF 検査の実施、実際の食事場面での評価を丁寧に行っている。入所者の状況として、嚥下機能の障害程度と、実際の摂食能力に違いがあることが少なくなく、経口摂取は難しいかと思われていた入所者でも、評価や関りから経口摂取が可能となる場合がある。さらに、経口摂取を可能にする後押しとして、様々な嚥下状態に対応した食事を用意している。単に食べるということだけではなく、目や舌で楽しめる食事を提供し、QOL の向上にも取り組んでいる。

　また、口腔衛生管理には力を入れ取り組んでおり、「誰もが適切な口腔

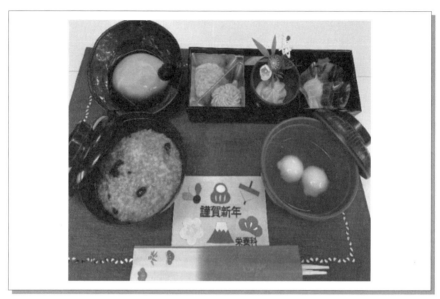

図5（写真2）　お正月イベント嚥下食メニュー（嚥下2-2）

ケアができる」ことを目指している。「誰かが」ではなく「誰もが」できる口腔ケアでなければならない。そのため、歯科衛生士による口腔ケアの勉強会を行い方法の統一に取り組んでいる。

　このチームアプローチの結果、重症度が高い入所者でも毎月50％の方の経口摂取を維持できている。

（5）安心・安全な離床を支援

　入所者の多くは重症度が高く、特定の姿勢や肢位の習慣化から，変形や拘縮が起こりやすい。当院では、モジュール車椅子やティルト・リクライニング車椅子など特殊型車椅子を様々準備し、できるだけその方に適した車椅子を提供できるようにしている。さらに、車椅子上でのポジショニングを適切に行うため、「車椅子クリニック」と称して、車椅子の業者とリ

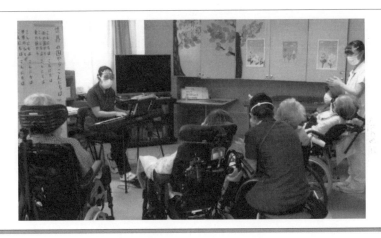

図 6（写真 3）　音楽療法の様子

ハスタッフがその方に適したポジショニングを調整し、安楽な姿勢を提供
している。

（6）Enjoyment of life

「Enjoyment of life」これは当院（鶴巻温泉病院）のスローガンである。
介護医療院のような長期療養となる場合、入所者はどうしても受動的な生
活になりやすい。そのため、楽しみある主体的な時間を過ごすことは非常
に重要である。当院は、レクリエーション（以下　レク）を専門に行うレ
クトレーナーを配属しており、その中には、音楽療法を専門に学んだ音楽
療法士もいる。手芸や書道など卓上で行えるものから、グループレク、音
楽鑑賞、外出など対人交流を促すレクを個別ニーズ、余暇歴などを評価し
提供している。楽しさも重要だが、それだけに主眼を置くのではなく「対
人交流」「主体性」「本人の価値観」など提供する内容の目的や意味、価値

を考え提供している。また、この「Enjoyment of life」を職員全員で作り上げている。主治医によるギター演奏やベランダ栽培、バレンタインチョコつくりやクリスマスなど、季節や行事に応じた関りから、お誕生会や米寿のお祝いなど個別的なお祝いまで、その方の「Enjoyment of life」となるよう取り組んでいる。

（7）生活環境から「起きる」「話す」「活動・参加」を仕掛ける

　生活環境も快適で安心できる環境作りに努めている。ベッドサイドにはその方の思い出の品や写真を飾り、自宅まCとはいえないものの、その方らしい生活空間となるよう彩っている。また、介護医療院内の壁や天井の装飾も季節や行事に合わせた飾りつけを行い、車椅子乗車でも見やすく、また、季節感を感じてもらえる環境作りを行っている。こうした取り組みがきっかけとなり、入所者との会話や離床、刺激へつながる仕掛けとしている。

（8）家族支援への取り組み

　現在はコロナ禍により面会制限となっているが、コロナ禍以前は、ご家族から「自分でも介助がしたい」という声も聞かれ、介助方法の指導を行っていた。家族が介助し車椅子に移乗し、気兼ねなく一緒の時間を過ごす。このような時間が日常的になる日を願うばかりである。

（9）最期まで本人の希望を叶える

　看取りに対しては「最期までご本人の希望を叶える」リハビリテーションの提供に努めている。リスクがあるからやりたい内容を制限するのではなく、リスクを乗り越え、どうやって希望を最期まで叶えるかを考え取り組んでいる。その中で多くの希望は「最期まで食べたい」である。重度の

嚥下障害からペースト状の物しか食べられない入所者が奥さんの卵焼きが食べたいと希望され、奥さんに卵焼きをつくってもらい、ガーゼに包んだ卵焼きを頬張り、味だけでも楽しむことができた。また、嚥下障害がある入所者だったが、自宅のサツマイモが大好きだとのことで、家族にすりつぶしたサツマイモを持ってきてもらい、ST の介助によって看取り間際まで味わった。このように「最期まで食べたい」を叶えられるのは、専門性を活かしたチームアプローチによるものだと考えており、また、これを可能にできるのが介護医療院での強みであると考える。

Enjoyment of Life を目指して

　日本介護医療院協会の調査では、入所者の平均要介護度は I 型で 4.29、II 型で 3.96 と生活全般に介助が必要であり、また、生活の主流が車いすやベッド上など生活範囲が狭小化されてしまう。だからこそ、機能面に固執したリハビリテーションではなく、「生活・活動・参加」自体をリハビリテーションと考え、その介入の結果、「機能面・能力面」の維持につながる支援が重要と考える。そして、本人の希望を最期まで叶えることを心がけ、「最期まで食べる」等、楽しみある主体的な時間を過ごせるように環境を整えることが大切になる。医療機能と生活機能を有した介護医療院において、リハビリテーション療法士だけでなく、医師、看護師、介護職、管理栄養士、歯科衛生士、薬剤師、ケアマネジャーなどチームアプローチによる Enjoyment of Life の実現を目指していきたい。

1. 地域医療における慢性期多機能病院と介護医療院の役割

鶴巻温泉病院　理事長・院長　　鈴木　龍太

鶴巻温泉病院の沿革

　鶴巻温泉病院は秦野市の南に位置し、小田急線の鶴巻温泉駅から徒歩4分と交通に恵まれた場所に建っている。1979年に180床の老人専門病院から出発し、現在は一般病床140床（障害者施設等55床、特殊疾患60床、緩和ケア病床25床）と療養病床365床（回復期リハビリテーション病床206床、療養病床120床、地域包括ケア病床39床）と52床の介護医療院の計557床を持つ慢性期病院である。

慢性期多機能病院

　鶴巻温泉病院の目標は「地域に貢献できる慢性期多機能病院」である。
　鶴巻温泉病院のモットーとして、「急性期治療の後は全て慢性期多機能病院で診ます。」と常々言っている。慢性期多機能病院とは日本慢性期医療協会前会長の武久洋三先生が、慢性期医療は寝たきり高齢者を長期入院させている時代ではなく、治療して在宅系へ返す機能、リハビリテーション機能、看取り機能等多機能を持たなくては生き残れないと提唱されてい

るものだ。

①ポストアキュート機能：急性期治療後に引き続きリハビリテーションや創傷処置等の継続した医療を引き継ぐ機能。

②サブアキュート機能：ポストアキュートの治療が終了し、自宅系へ帰った高齢者は誤嚥性肺炎、感染症、低栄養等、慢性期の入院治療が必要になることがある。このような患者を自宅から受け入れまた早めに自宅へ返す機能。

③在宅サポート機能：高齢者のサルコペニア、ロコモティブ、老々介護のレスパイト等は在宅サポートで短期入院し、治療・ケアやリハビリを実施し、家へ帰す機能。

④訪問機能：在宅患者に訪問医療・介護を提供する機能。

⑤リハビリテーション機能：入院、在宅含めて、回復期、生活期、終末期のリハビリテーションを提供する機能。

⑥看取り機能：がんが増え、また高齢により死亡者が増えるので、看取る機能。

⑦高齢者救急機能：高齢者救急、慢性期救急を受け入れ、自宅から入院し、早めに自宅へ戻すことを目標とし、自宅へ帰れる治療を実施する機能。

　鶴巻温泉病院ではこれらの機能を図のように各病棟で実施している（**図1**）。

　多機能の利点は、紹介された患者さんの状態や環境に合わせて、一番合った機能を選ぶことができるという点である。紹介元が希望した機能に病名適応がなかったり、その機能が満床だった場合に、他の適応する機能を紹介することができるので、利用者、紹介元、当院の３者にとって有用である。

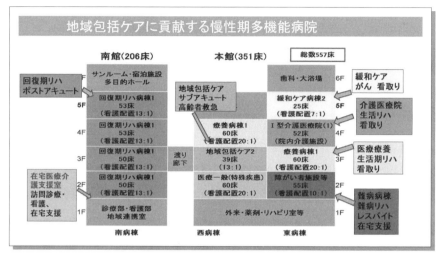

図1　慢性期多機能病院の鶴巻温泉病院

高齢者救急、在宅療養後方支援病院

　高齢者は重篤でなくても、発熱、脱水、熱中症、終末期、転倒、疼痛等で動けなくなり、ADL が低下し、入院が必要になる場合がある。このような病態では急性期病院では入院適応がないと言われることも多い。このような高齢者救急、もしくは慢性期救急患者を慢性期病院で受け入れ、点滴、酸素、リハビリテーション、栄養等で治療することは可能である。また急性期病院で治療を受けると様々な管が入り、自宅へ退院できなくなることがあるが、慢性期救急では自宅から入院し、早めに自宅へ戻すことを目標としているので、治療法もおのずと自宅へ帰れる治療法となる。

　当院では、高齢者救急を実行するために地域包括ケア病棟の開設と同時に在宅療養後方支援病院の指定を受けた。近隣の訪問診療をしている診療

所と連携し、診療所の医師が患者を入院させたいと思った時に 24 時間 365 日緊急入院を受け入れる契約を患者と鶴巻温泉病院で締結し、登録患者としてリストする。登録患者は実際に緊急入院となるケースが多く、この制度導入以来年間 50 − 60 例の緊急入院があるようになった。また登録患者の緊急入院を受けるようになったことで、当院の緊急受け入れのハードルが下がり、登録患者でなくても、近隣のクリニックや介護施設からの日中の緊急入院依頼や、自宅にいるガン末期の患者の緩和ケアへの緊急入院もできるようになった。これを評価され、2022 年 10 月には救急告示が取れるようになった。これにより療養病床の地域包括ケア病棟減算回避要件である【①自宅等からの入院患者受け入れ 6 割以上、②自宅等からの緊急の入院患者が前 3 月で 30 人以上、③救急告示あり】の③がクリアでき、減算を免れることができた。

コロナ陽性患者の受け入れ

　2020 年から始まったコロナ禍に対し、慢性期病院として、下り患者の受け入れを積極的に実施してきた。一方 2022 年 7 月からの第 7 波は想定外の急激な陽性患者増加により、陽性患者受け入れ病床が不足した。特に慢性期病院や高齢者施設では陽性者の急性期病院への転院が進まず、自施設内での隔離、治療がやむを得ない状況になった。これを受け、当院では 2022 年 7 月にコロナ陽性患者を受け入れる病床を地域包括ケア病床に用意し、外部からの受け入れを開始した。特に感染対策に慣れていない高齢者施設からの受け入れを積極的に実施している。

「コロナ禍も　力を合わせて　ワンチーム　（コロナ禍は医療職・介護職が使命感を持って戦わなければ収束することはできない。めげずに頑張ろう。)」

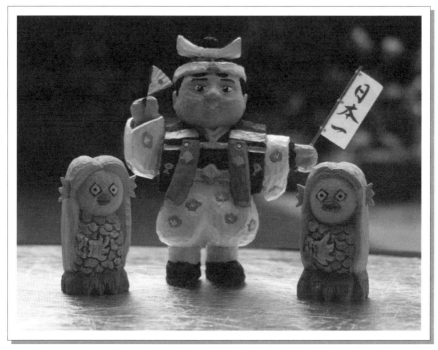

図2　疫病退散妖怪を従えて、鬼退治ではなく、コロナ退治に向かう桃太郎
（左龍太郎（鈴木龍太）作　檜の木彫り人形）

　このように多機能であることに加え、高齢者救急、コロナ陽性患者受け入れもできるようになり、「地域に貢献できる慢性期多機能病院」と言えるようになったと考えている

慢性期多機能病院で介護医療院は役に立っているのか？

　結論として介護医療院は大変役に立っている。

①治療目的で入院された患者は治療が終了すると医療区分1に分類されることが多いが、その患者さんの受け入れ先として介護医療院がある。

②地域包括ケアや回復期リハビリテーション病棟は施設基準で在宅復帰
　70% を維持しなければならない。老健から入院された患者さんを老健
　に返すと在宅復帰にならないが、介護医療院は自宅扱いなので、介護医
　療院に移動すれば在宅復帰として扱える。
③地域包括ケアで高齢者救急を受ける場合に自宅以外から受けるときに退
　院先が心配で入院受け入れを躊躇していたこともあったが、介護医療院
　開設後は「困ったら介護医療院がある」ので、積極的に受け入れるよう
　になった。

　繰り返すが、介護医療院は慢性期多機能病院に大変役に立っている。

2. 介護医療院と回復期リハビリテーション病棟との連携

大久野病院　院長　**進藤　晃**

はじめに

　大久野病院は、東京都西多摩郡日の出町に立地している。日の出町は、新宿から電車で1時間の場所にあり、東京都の山間部である。東京都の中でも高齢化が進んでいる地域である。大久野病院には、回復期リハビリ病棟50床、医療療養病棟50床、介護医療院58床がある。当院を運営する法人は、青梅市で在宅支援診療所である進藤医院も運営している。当法人の方針は、高齢化社会に合わせて「在宅療養を支える」としている。進藤医院では、訪問看護ステーションと居宅介護支援事業所を併設し訪問診療と外来診療を行っている。診療所では在宅療養を多職種で支えている。病院は、在宅療養で必要となった時に、一時的な入院加療ができる体制を整えている。急性疾患に関しては、地域の急性期病院に依頼し、加療をお願いしている。その後、必要があれば大久野病院を経由して在宅へ復帰できるように取り組んでいる。

病院全体で在宅復帰を支援

　大久野病院は、在宅から必要に応じて入院を受け入れているが、急性期病院からは回復期の入院相談が最も多い。回復期でリハビリを受けたい意向で入院相談を受けるが、回復期リハビリ病棟での受け入れには大幅に改善しそうな見込みがあるという条件を満たす必要がある。入院相談の中には、体力の低下や疾患の治療継続のため１日３時間のリハビリを受けることが難しい方や寝たきりになってしまっている場合がある。このような場合には、医療依存度が高い方は医療療養病棟、介護量が多い方は介護医療院を選択して受け入れている。どちらの病棟においても、回復期リハビリ病棟ほどの量ではないがリハビリを提供している。在宅療養からレスパイト入院の依頼もある。急性期病院からの依頼と同様に医療提供量と介護量で入院場所を選択している。回復期リハビリ病棟から在宅への復帰率は高い。急性期病院から回復期として入院相談されていながら、医療療養や介護医療院で受け入れを行うのはミスマッチに見えるかもしれない。当院では、医療療養病棟や介護医療院から在宅への復帰を行なっている。在宅復帰の希望があれば、在宅のスタッフと協働で必要なサービスを揃えて実行している。在宅からのレスパイトは当然に在宅へ戻している。在宅療養を支える病院として、在宅から受け入れを行い、急性期病院からの入院依頼に対して、病状に合わせた病棟で入院を受け入れている。医療療養病棟や介護医療院でも十分なリハビリを行い、時間を必要とするが希望があれば在宅へ復帰している。よって回復期の依頼であっても医療療養病棟や介護医療院での受け入れはミスマッチとならない。高度な急性期治療は行えないが、一般的な医療とリハビリを病態に合わせた病棟で提供し、急性期病院・在宅からの受け入れ、在宅へ復帰を行う、在宅療養を支える病院とし

て機能している。在宅療養を支える病院の機能として介護医療院は、重介
護かつ医療が必要な方の選択肢として重要な役割を担っている。

介護医療院の利用法

　大久野病院は、機能が異なる3病棟で構成されている。回復期リハビリ
病棟は、主にリハビリを目的として入院される。医療療養病棟には、酸素
が必要・点滴が必要という医療提供を目的として入院される。しかし、認
知症で指示が入らずリハビリが行えない。医療療養病棟で誤嚥性肺炎を繰
り返していたが、肺炎を起こさなくなったので医療提供量が減った。この
ような場合には介護医療院へ移動しリハビリを継続して行うことが可能で
あり、時間を必要とするが在宅での受け入れが可能であれば在宅復帰もで
きる。さらに今後の高齢化社会では高齢者の独居が課題となっている。高
齢者が要介護状態となれば少なからず医療提供も必須となる。在宅療養が
できなくなり施設への入所を検討した場合、介護施設で簡単な医療提供は
可能であるが、インスリン注射など医療提供が可能な施設はほとんどな
い。医師と看護師が常駐して医療提供が可能であり、住居の機能も兼ね備
える介護医療院は社会のニーズを満たしている。介護医療院は日常生活を
中心とした施設である。日常生活と医療を両立させることに腐心している
が、コロナ禍であっても面会を継続するなどを行ってきた。しかしさらに
できる限り日常生活に近づけることができるように考えていきたい。当院
の介護医療院で、医療依存度は改善したが在宅療養は困難という方に日常
生活をより楽しんで過ごしていただくために、特別養護老人ホームへの転
居支援も行っている。

　当介護医療院では、退院よりも他施設と同様に亡くなる方が多い。当院
ではお亡くなりになり退院されることを「最期の退院」と考えている。お

見送りは、院内全体に流れるオルゴール音が合図となって、手が空いている職員 30 人程度が表玄関に集合し、その中をご家族と共に退院される。ご家族から、「人生を全うし祝福されているように感じた」とご意見をいただいている。これも介護医療院の役割だと思っている。

　回復期リハビリ病棟・在宅から介護医療院を利用して退院していくひとつの利用法をご紹介した。

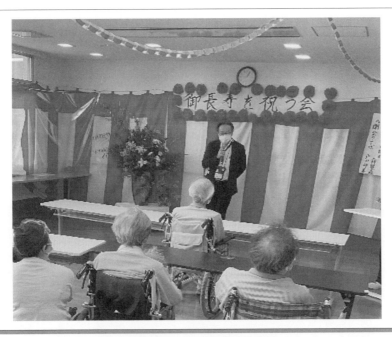

大久野病院「御長寿を祝う会」

3. 医療病床非併設型（単独型）介護医療院としての利点と課題

介護医療院湖東病院　院長　猿原　大和

はじめに

　介護医療院は、「日常的な医学管理が必要な重介護者の受け入れ」や「看取り・ターミナルケア」等の機能に、「生活施設」としての機能を兼ね備えた介護保険施設である。2018年度に創設され、2022年6月30日時点で全国に727施設、43,323床設置されている。

　当法人では、2018年9月に療養型(転換)老健であった湖東ケアセンター60床を介護医療院に移行、2019年4月には同じく療養型老健であった和恵会医療院80床を介護医療院に移行した。その後、2020年4月に介護療養病床であった湖東病院169床と老人認知症疾患療養病床であった和恵会ケアセンター100床を介護医療院に移行している。つまり、2022年度現在、当法人は介護医療院だけで409床を有している。1つの医療法人でこれだけの介護医療院を有するのでさえ珍しいが、どれも医療病床非併設型(単独型)介護医療院であるのでとてもユニークだろう。

単独型介護医療院の利点

　医療施設を持たない単独型介護医療院を運営するにあたり、利点とやはり課題も存在する。まずは、利点からお話する。

　日本介護医療院協会の 2021 年アンケートによると、約 8 割の介護医療院で介護職員処遇改善加算を受けているが、介護職員等特定処遇加算に関しては約半数 (47.3%) しか受けていなかった。また、処遇改善を実施している施設の 85.7％が病院の持ち出しで看護助手、介護職員に対し処遇改善を実施していた。単独型介護医療院では、すべてが介護保険施設にあたるため介護職員処遇改善加算・介護職員等特定処遇加算をすべての職員に法人からの持ち出しなしに適用させることができる。支出がなく、法人職員の収入底上げが出来、介護職員の確保や離職防止にもつながるので大きな利点と言える。

　また、介護施設には認知症の人が多く入所しているが、彼らは環境の変化に非常に敏感である。特別養護老人ホームなどの入所者が救急搬送先の病院で入院中に認知症が急激に悪化してしまったことは経験したことがあるだろう。彼らは、同じ病院内でも不用意にベッドを移動するだけで不安を感じ、不穏になり、拒食することもある。このため同じ環境で慣れたスタッフが対応することがとても大切だ。単独型介護医療院は、「医療」と「生活機能」を同時に提供することができる。安心感を与え、スタッフと信頼関係を築くことで、身体抑制の必要もなくなる。誤嚥性肺炎や尿路感染症のたびに、救急搬送させられる、自院内でも転床させられることは、認知症の人にとっては強いストレスのはずだ。単独型介護医療院では、同じ場所・環境で治療ができる、リハビリもできる、そして最後まで診ることができる。

　介護医療院が診療報酬上の「在宅」になったための利点もある。他院の回復期病床、地域包括ケア病床からの入所が増えたことだ。湖東病院では、介護療養病床であった 2018/19 年度は同病床からの入所が 19 件 (全入所者の 4.7%) だったのに対し、介護医療院移行後の 2020/21 年度は 28 件 (全入所者の 9.2%) に増えた。これらの病床からの紹介は現在も増えている。

単独型介護医療院の課題

　湖東病院を例に課題も記載する。当院の周辺には医療機関が全くない。このためか自宅からの直接入所の依頼が多い。自宅でなんとか暮らしていた高齢者 (認知症の人) が、腰痛などで急に介護負担が増えた、軽度の肺炎や熱中症などを契機に急に食べなくなってしまった、などの相談が急にくる。これらの依頼は、開業医師やケアマネジャー、または、地域包括支援センターからと様々である。当院では、地域の超高齢化に伴い 2012 年頃からこのような急な依頼が増えており、介護医療院移行後も年 18.0 件ほど緊急入所がある。地域を支える非常に大切な機能と思うので、できる限り対応するようにしているが、要介護度が低い例が多いので苦労している。2018 年度の当院の調査では、緊急入所者の平均要介護度 2.1 であった (施設全体の平均要介護度は 4.0) 。さらに、緊急入所者は、点滴や抗生剤の静注、酸素投与など医療資源の投入が必要なので施設負担が多い。このようなことを話すと、地域包括ケア病棟を作ればいいと言われるが、介護医療院でも十分対応できているので、在宅支援緊急治療加算 (仮称) など、なんらかの加算がついて欲しいと思っている。高齢者救急は軽症例も多い。平日の日中であれば、介護医療院でも十分対応できるので、是非、加算を作って欲しい。

　介護医療院にはターミナルケアを受けている方々が多く存在する。このため、死亡退所が多い。湖東病院では 100 床当たり年 90.5 件の看取りを行っている。4 日に 1 人が順に退所すれば問題ないが、死亡退所が重なると稼働率に大きく影響する。当院 (169 床) の平均稼働率は約 95％をなんとか維持しているが、死亡退所が続くと 90％ まで落ち込む月もある。特に療養ベッドが少ない単独介護医療院では稼働率が非常に不安定になりやすいので注意が必要である。

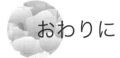

おわりに

　医療病床の併設がなくても介護医療院は運営可能であるし、想像以上に

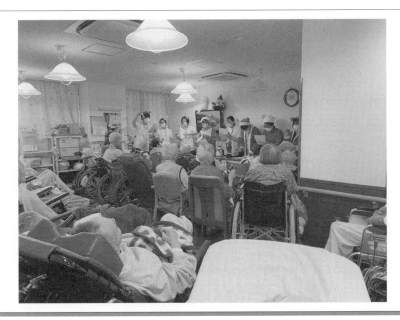

クリスマスの催し

医療行為も行える。少し努力すれば、十分に緊急入所も対応可能である。一方で、要介護度ですべての報酬が評価され、必要な医療行為でも包括されてしまうので大変だ。特に緊急入所は苦労があるのに出費が多く、大変である。何らかの加算が付けば、取り組む介護医療院も増えるし、慢性期医療を底上げができるように思う。

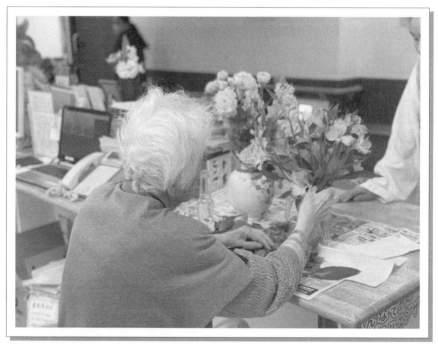

趣味の生け花を施設でも続けでいる利用者さんとそれを
楽しそうに見る利用者さん

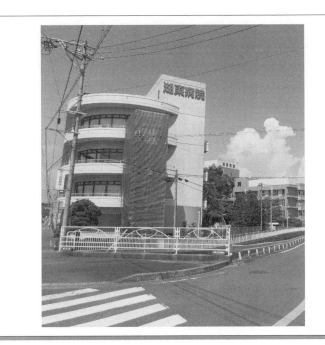

介護医療院湖東病院外観の様子

4. 個室ユニットタイプの 介護医療院

有吉病院　院長　**田中　圭一**

はじめに

　当院は介護医療院（Ⅰ型）90床と医療療養病床56床の病院である。隣接する関連施設としてケアハウス2施設、グループホームがある。

　当地域の中で、要支援から要介護1-3程度までをケアハウスが、要介護4以上の重介護者や医療的な支援が必要な方を介護医療院が担っている。個室ユニット型の介護療養病床からの移行であったため、人員配置に変更はなく、収支項目もほとんど変わらないために運営上の違いはなかった。介護報酬が1日25単位増加しただけである。しかしながら建物の施設基準を満たすために30床を改築、60床を部分改修する必要があった。具体的なユニットケアの施設基準は、療養室は10.65m^{2}以上。2m^2×定員数の共同生活室が必要（機能訓練室・談話室・食堂・レクリエーションルームを兼ねること可能）で、居室とは隣接または近接する必要がある。浴室は個浴も必要で、特浴のみは不可。トイレや洗面所は部屋か共同生活室ごとに必要。1施設あたりユニットリーダー研修修了者2名が必要で、各ユニットにユニットリーダーを配置する必要がある。そして、ユニットごとに常時1人以上（夜間は2ユニットに1人）の看護職員または介護職員の

配置が必要とされている。個室ユニット型の介護医療院Ⅰは、介護報酬が最も手厚い。要介護 4 の入所者でみると、多床室に比べて 53,100 円の収入増になる。中でも居住費は 59,100 円である。多床室では 11,000 円なので、建築費に投資しても十分回収可能である。補足給付があり、所得に応じて自己負担額が決まるので、低所得者でも入居しやすいのは利点であろう。しかしながら、個室という理由で生活保護の受け入れを認めない自治体が多いのが問題点である。

理想の介護施設をめざして

　介護医療院は、暮らしを医療と介護が下支えするというのがコンセプトである。当院はもともと "自宅ではない在宅"、"暮らしの継続"、"尊厳の保証" をスローガンに運営してきた。介護医療院に入院する方は、重度の要介護状態であり、平均在院日数は 500 日程度である。身体機能が改善して退院される方は稀である。ほとんどの方が看取りとなるために、その人の終の棲家となるにふさわしい環境が必要であると考えている。介護医療院は暮らしの場であり、プライバシーに配慮することが求められている。そのためには個室という環境は理想的である。"自宅ではない在宅" とは自身の部屋である。今までの生活空間と同じような環境が望ましい。

　個室ユニットケアは、
①少人数ケア体制を作り患者や家族と関係を強化できる。
　　（馴染みの関係）
②自分の住まいと思えるような環境を作ることができる。
　　（プライベートルーム・暮らしの継続）
③これまでの生活習慣を尊重することができる。（個別ケア）
④ 24 時間の介護と医療で、暮らしを保障することができる 。

⑤固定配置により患者の変化が気付きやすい。特別なケアに熟練できる。

⑥急変や重症者に対応しやすい。

⑦院内感染のリスクが低い。

⑧認知症の問題行動が減少する。

⑨面会者の訪問回数や時間が増加し、家族との関係が深まる。

⑩緩和ケアや看取りがスムーズに行える。

　という利点がある。自分の部屋にいつでも往診、訪問看護、訪問ヘルパーが来てくれるというのは理想の環境ではないだろうか。個室ユニット型の介護医療院はプライバシーが守られ、医療と看護・介護も手厚い最良の介護施設であると考えている。

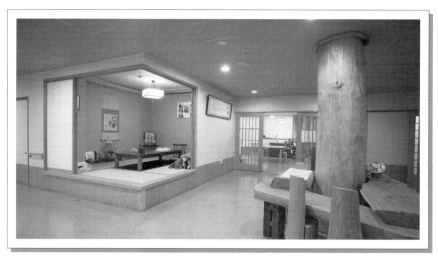

図1　共用空間
旅館のような落ち着いた雰囲気である。

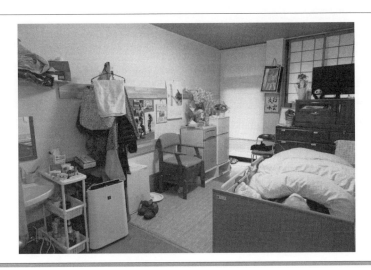

図2　居室の様子
　　　ご自身の部屋として家具なども持ち込まれている。

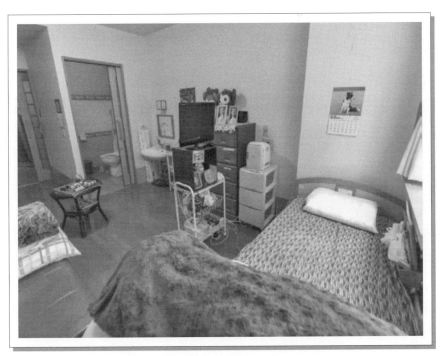

図3　生活感のある部屋となっている。

5. 介護医療院 II 型の 利点と課題

原土井病院　院長　　野村　秀幸
原土井病院　理事長　原　　　寛

はじめに

　令和2年11月より、原土井病院の南方約1.0kmに新築の「みどりの介護医療院」を開設した。みどりの介護医療院は原土井病院の医療療養病棟80床を移行したもので、非併設型で開設した。全室ユニットタイプとし、サテライトクリニックであったみどりのクリニック（内科）を併設し、介護医療院 II 型を選択した。原土井病院は556床の病院で、その内医療療養型病床を188床有していた。今回は80床を介護医療院 II 型に移行し、令和5年度中には、残りの100床未満を介護医療院に移行する予定である。

介護医療院 II 型選択理由と採算性

　非併設型を選択した理由は、原土井病院は病棟タイプが現在でも6種類ありこれに介護医療院が加わると煩雑となり、院内でのケアミックスを避けるためであった。病院から介護医療院への入所は在宅復帰に位置づけられているので、医療保険と介護保険を明確に分けることとした。後でも述

べるが高齢者医療の問題点の 1 つであるポリファーマシーを改善させることにもつなげることができた。次に全室個室ユニット対応とした理由のひとつは、入所者のプライバシーを守り、感染症対策などの利点があるためで、入所者や家族から好評を得ている。2 つ目は、単価の減少を防ぐ目的もあった。介護医療院 II 型を選択した理由は、病院とは非併設型であるが、クリニックを併設することで昼間の医師の人件費を削減でき、同グループからの在宅医師を派遣していただくことで補えることが可能である。80 床で医師 1 名の配置が可能となり、夜間の当直医師を配置する必要のない介護医療院 II 型を選択した。

　令和 2 年 11 月の開設当時は入所者が 40 名足らずでスタートしたが、その後順調に入所者が増加し、8 ヵ月目には月収入が月平均経費（年間 5 千万円の減価償却費を含む）を上回り、10 ヵ月目以降は入所者稼働率が 98 % 以上で推移してきた。入所者稼働率が安定すれば収入も安定し、経費は一定化しているので、十分な収益が見込まれる（**図 1**）。併設されたクリニックにはリハビリテーション室や 11 名のリハビリ技師を配置し、外来のみならず介護医療院入所者の積極的なリハビリテーションを行い、また 4 名の薬剤師を配置することで、クリニックは院内処方とし、介護医療院の入所者のポリファーマシーの改善に担当医と積極的に取り組むことが可能となった。

おわりに

　介護医療院 II 型においても非併設型でクリニックを併設すること、介護医療院を新築することで効率の良い全室ユニットタイプで取り組め、十分なリハビリテーション室の確保、薬局やその他の部署の確保、駐車場の確保などができ、収入の増加、医師の人件費の削減、ポリファーマシーの

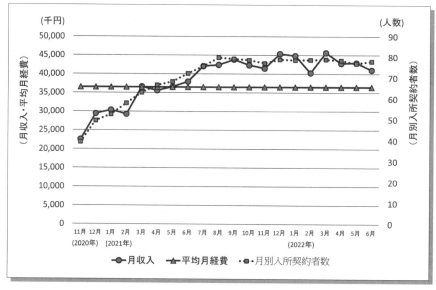

図1

改善などによる経費の削減が可能となり、入所者や家族の満足度の高い、
採算性の合う介護医療院として現在も運営している。

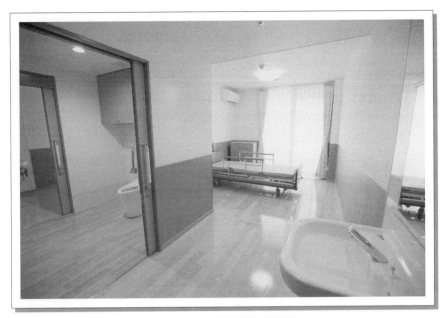

みどりの介護医療院内観①

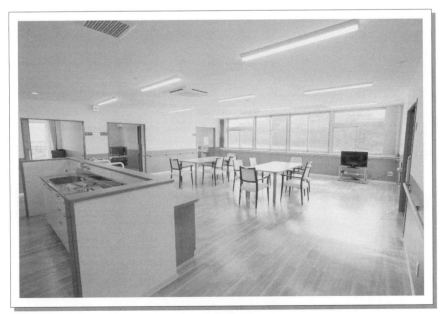

みどりの介護医療院内観②

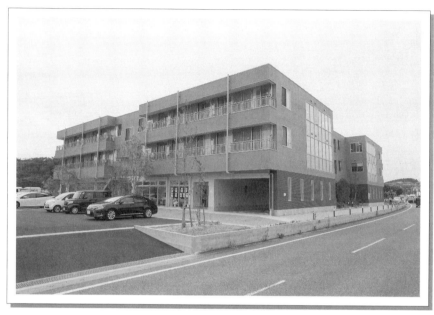

みどりの介護医療院外観

6.　尊厳を保障する介護医療院

倉敷スイートホスピタル　理事長　江澤　和彦

はじめに

　介護医療院は、転換モデルではなく、住まいと生活を医療が支える新たな施設類型として 2018 年 4 月 1 日に誕生した。介護医療院は、利用者の尊厳を最期まで保障し、状態に応じた自立支援を常に念頭においた長期療養・生活施設であり、さらに施設を補完する在宅療養を支援し、地域に貢献し地域に開かれた交流施設として、地域包括ケアシステムの深化・推進に資する社会資源として位置付けられている（**図 1**）。

介護医療院の役割〜尊厳の保障へ向けて〜

　退所者の半数が死亡退所であり、たいへん重みのある「看取り」を担っている。一部の退所者は在宅へ移行しており、通所・訪問リハビリテーション、短期入所療養介護による在宅療養支援も提供可能である。また、介護者教室、出前講座、カフェの開催等の地域貢献活動や住民との合同イベントの開催やボランティアの受入等の地域に開かれた交流施設としての役割も期待されている。これまで介護療養病床や医療療養病床からの移行

●利用者の意思・趣向・習慣の尊重（個別ケア）

●人生の最終段階における医療・ケア

●生活期リハビリテーション（心身機能・活動・参加）

●廃用性症候群の脱却（過剰介護廃止）

●自立支援介護（食事・入浴・排泄）

●摂食嚥下・栄養・口腔機能・口腔ケア・褥瘡防止

●通所リハ・訪問リハ・短期入所

●地域貢献（介護者教室・出前講座・カフェ・
　　　　　　　　　ボランティア・地域づくり）

図1　介護医療院の提供サービス

が多く、長期療養はこれまで培った得意技である一方で、生活施設としての役割は新たに取り組むことが多く、その発揮が期待されている。

　廃用性機能障害は、合併の防止と共に回復が期待できるものであり、廃用性の嚥下障害による経管栄養から経口摂取への移行も経験する。中重度要介護者においても、リハビリテーションや入浴ケア等以外の日中の大半の時間をベッド上で寝たきりで過ごす状況では、ADL や QOL の向上を望むことはできず、ベッド離床時間や座位保持時間が長い程、ADL が改善することも示されており、日中の過ごし方が予後を左右する因子となる。また、ベッドを離床することが目的ではなく、ベッドを離床して何を行うかが重要であり、本人の生きがいを支援し、生活の質を高めていく視点を念頭において取り組むことが求められる。生活期リハビリテーションにおいては、「心身機能」に偏ることなく、「活動」「参加」にバランスよ

く提供されることを推奨しており、たとえ要介護状態であっても、身の回りのことや社会参加につなげ、自分らしく暮らせることに力点を置いている。

食事は、一般の生活では車椅子ではなく、普通の椅子に座って行うものであり、前かがみ姿勢で摂取するため、椅子とテーブルの高さを本人の体格に合わせることが大切となる。木製の家具は、椅子やテーブルの足を切って高さを調整可能な場合もあり工夫が可能である。また、入所者が集団的に一斉に食事をする時間を設定せず、本人の長年の生活習慣を尊重した食事時間や起床時間に即したケアも存在するため、個々に応じた対応も推奨されている。施設の生活においても、好きな食べ物や調味料の嗜好等による満足感を高め、長年使用している慣れ親しんだ茶碗や箸を持ちこんで使用すること、季節や行事に因んだ食事の提供や誕生日の当日に誕生日食を提供することも喜ばれる取り組みとなる。

排泄は、本来トイレで行うものであり、介助によりトイレで行える場合も多く、また、「おむつの卒業」の実践も数多く蓄積されてきており、尊厳への配慮から、例えば、多床室におけるポータブルトイレの使用は慎むべきものである。また、生理的な排便のタイミングや膀胱内の残尿量を想定した個々に応じた排泄リズムへの対応によるケアを提供することにより、本来の人としての「排泄」が支援できるものとなる。

入浴は、本来毎日行うものであり、現行の「１週間に２回以上の入浴を行う」ことの基準下において、入所者全員の入浴回数が一律２回である場合は、現場の職員の配置状況を勘案しつつ、希望に応じて少しでも入浴回数を増やすことができるのかどうか、考えてみることも大切である。日本人の入浴は、肩まで気持ちよくお湯に浸かって心も体も癒される習慣に基づいており、機械浴槽を使用する入浴ケアは尊厳の配慮にも欠けることもあり、重度要介護者においても個浴による入浴ケアの取り組みが増加して

いる。また、マンツーマン入浴ケアとは、担当の職員が居室まで迎えに行き、浴室へお連れし、脱衣、洗身、着衣等の一連の行為を介助し、居室まで送り届けるケアであり、利用者の搬送・脱衣所・洗身等の担当制による集団的流れ作業とは一線を画すものである。なお、重度要介護者に対しても、職員1人で個浴介助を行う技術も確立しているが、安全な入浴ケアを行うためには、入浴委員会の設置、マニュアルの整備、座学及び実地研修の実施等の組織的な取り組みによる職員一人一人の介護技術の習得が欠かせず、事前の十分な準備により安心・安全を担保する。

　日中の過ごし方については、本人のニーズを踏まえ、願いや希望を叶える視点が重要である。普通の生活では、起床後着替えを行い、利用者や職員、家族や来訪者とコミュニケーションをとり、趣味活動に興じたり、本人の希望による外出や地域の社会資源の利用をしたりするものである。その際、本人の意思に基づく日中の過ごし方の支援が重要となり、その本人の意思に基づいた場面を引き出し、つなげていくことによって生活が構築されることとなる。例えば、認知症の利用者においても、進行に応じて、できる生活行為（IADL）で社会参加することが本人の暮らしの支援につながる。また、居場所づくりとは、利用者の居室について、本人の愛着ある物、例えば、長年使っている仏壇や家具、ご家族の写真等を持ち込むことにより、本人の心の落ち着く環境をつくることであり、特に、認知症の利用者には有効な取り組みとなる。

　医療も「治すこと」「救うこと」から「癒すこと」「看取ること」へのパラダイムシフトを生じており、ますます看取りの「質」の重要性が高まる。世の中で最も尊い「命」、「人生」の終末が本人や家族に満足して納得頂けるものかどうか。看取る医療は、悪性疾患の如何に拘らず緩和医療であり、苦痛を軽減し、家族との触れ合いを大切にして充実した余生を過ごして頂くことが目的となる。なお、悪性疾患以外の場合、回復可能性がな

いかどうかの医師の判断は困難を極めることもしばしばであり、慎重を要す。

　人生の最終段階における意思決定支援においては、本人もしくは本人が意思表示困難な場合は家族等と医療・ケアチームが話し合いを繰り返し、合意を形成するプロセスを重視し、適切なプロセスから得られた結果を尊重することとなる。その際、医学的最善が本人の最善とは限らず、医学的無益が本人の無益とは限らず、本人の選考が本人にとって最善の選択肢では必ずしもないことに留意すると共に、皆が本人の価値観、人生観に寄り添い、本人の幸せを願っていることが大切である。

　救急医療、重症管理等に身を置いていた私の経験から、死の瞬間まで耳が聞こえること を何度も経験した。もうすぐ息を引き取る方でも、家族の声かけや温かい手の温もりに閉 眼されたまま涙を流される光景に幾度となく遭遇した。心電図モニターがフラットとなっ てしばらく経過した後に家族が到着し、お別れの如く一時的に心拍が再開し再びゆっくり と心停止に至った方もいらっしゃった。医学的には説明不能な事実であるが、最期の瞬間 まで心が通じ合うことを実感している。寝たきりで意識障害があって話ができなくても、気持ちは必ず通じるものである。

おわりに

　誰しも人生の最期まで自分らしく生き生きと暮らしたいと願われている。例えば、ある日突然、脳卒中を発症し、不幸にして意識障害や要介護状態になられている。好き好んで、病をきたし、車椅子や寝たきりの生活となっている方はいらっしゃるはずもなく、食事、入浴、トイレ等身の周りのことを他人に頼まないとできない状態は耐えがたいことである。病を来す前は、仕事に精を出していたり、家族との団欒を楽しまれていたりし

ていたはずであり、本人の生きがいや人生で大切にされていたことに想い
を馳せながら寄り添い、本人の意思を尊重し、喜びも悲しみも共有するこ
とが大切である。一度きりのかけがえのない人生の最期までの「尊厳の保
障」が最大の使命である。

7. 介護医療院開設までの苦労話

陵北病院　院長　　田中　裕之
陵北病院　元事務長　村山　正道

開設に至るプロセス

　移行するにあたり、ハード面においては自院の療養病床の医療区分状況を3年間にわたり医療区分の調査を行い、診療報酬の動向も注意深く見て、医療療養病棟にするか介護医療院に移行すべきかを盛んに議論した。そのため当初317床を移行し、診療報酬改定を挟んで更に52床を移行するといった2段階に及ぶ開設許可となった。またソフト面においては職種ごとに説明会や勉強会・打ち合わせを重ね、各部ともどの様なコンセプトのもと運営していくのか、利用者に対してどのような「ケア」をしていきたいといったことをヒヤリングして開設後の運営イメージを描いていた。

開設許可にあたり財産処分のこと

　医療施設近代化施設整備事業の補助金を受けている場合や何らかの国庫補助金等を過去に受けている場合は、財産処分の申請を東京都経由で厚生労働省医政局へ提出する必要がある。しかし、処分の許可までに要する期間が長くかかり、許可までに11ヵ月程度要した。「東京都の開設手続きガ

イドブック（令和元年12月更新版）」においても、「転換に伴い、補助金を利用した改修を行う場合」は6ヵ月以上前から、また、「過去に受けた補助金に国費が含まれている場合、都に加えて国の承認も必要となるため、更に2ヵ月程度の期間が必要」との記載があり、8ヵ月以上前の申請を前提としている。財産処分の完了を待たずして開設許可申請はできないため、最も時間を要し、苦労した手続きであった。

根抵当権抹消に関すること

　移行転換に関する補助事業（補助金）を活用して開設する場合は、病院建物の耐用年数の39年間を保全する必要があるため、行政側は民間金融機関の根抵当権の抹消を必須条件としている。介護医療院への転換における補助金申請についても、東京都では根抵当権が付いている場合には補助事業は一切受けられないこととしている。しかし、介護医療院への転換が円滑に進んでいる自治体においては、必ずしも根抵当権の抹消を要件としていない自治体もあると聞いたため要望書を提出した経緯もあった。

　そもそも、補助金申請には長期の経営計画、資金調達計画、返済計画（20年程度の期間）を策定する必要があり、病院側にファイナンスの知識に基づく計画策定が要求されるが、それに加えて銀行と根抵当権の抹消を交渉することは病院にとって過大な負担であり、当時、他の自治体と比較し東京都において介護医療院への転換が進んでいない理由の一つではないかとも考えられた。

補助金申請について

　介護医療院の開設にあたり「地域医療介護総合確保基金」等の活用をす

る場合は、自治体との事前相談によりあらかじめ予算化が必要となることが前提条件となる。開設時期が比較的早期でもあったため、開設にあたり必要な経費のどの部分が補助対象となるかを項目ごとに整理して、自治体と詰めていく作業に時間がかかった。原則、転換改修に係る対象経費は、介護医療院の施設・設備基準に適合させることを目的とした整備に限ることが前提であった。改修に際しては、現場の意見も聞きながら慎重に選定に至った項目として「プライバシーの確保に関すること」が挙げられる。居室面積に関しては大規模改修までの間は、面積要件の緩和こそあるが、プライバシーの確保に関して緩和措置はない。入所対象者が要介護状態にある高齢者や障碍者であることが前提となるため、間仕切り家具選定にあたり現場からはベッドごと転床となった場合、容易にベッドが出せる構造としてほしいこと、掴まっても固定されていて入所者が転倒しないことなど要望があった。工事に付随して従来のロッカーや作り付けの棚の撤去などのリクエストがあり、結果、自費での負担増となった。制作に際してはＦ社のショールームに出向き何度も検討を重ね制作に至った（**写真参照**）。これには発注から完成まで 2 ヵ月間を要した。

人員基準について

　介護医療院の人員基準については、最も気を付けなければならない点である。利用者の状態や地域の実情等に応じた柔軟な対応を可能とする観点から、介護療養病床相当（主な利用者像は、療養機能強化型Ａ・Ｂ相当）老人保健施設相当以上（主な利用者像は、上記より比較的容体が安定した者）の大きく 2 つの機能（Ⅰ型介護医療院、Ⅱ型介護医療院）を設けている。介護医療院の開設許可は 1 つの介護医療院を単位として行われるが、介護医療院サービスを行う部分として認められる単位は原則 60 床以

下の「療養棟」単位となる。1つの介護医療院でⅠ型・Ⅱ型を組み合わせることで、柔軟な人員配置やサービス提供が担保されている。また、日中・夜間を通じ長期療養を主目的としたサービスを提供する観点から、介護療養病床と介護療養型老人保健施設の基準を参考に、医師、薬剤師、看護職員、介護職員は、Ⅰ型とⅡ型に求められる医療・介護ニーズを勘案して設定し、リハビリテーション専門職、栄養士又は管理栄養士、放射線技師、その他の従業者は施設全体として配置をすることを念頭に設定することになっている。人員算定にあたり苦労をしたのは薬剤師の配置基準であった。病院薬剤師の確保は容易ではないため開設許可にあたり基準を下回ることはできない。そのため正確な薬剤師の人員配置計算方法を厚生労働省に確認し、薬剤科と情報共有して対処した。なお、人員関係での開設許可申請には「職員勤務体制一覧表（ローテーション表）」有資格者資格証（写）、管理者の経歴書、就業規則等の添付が必要となる。

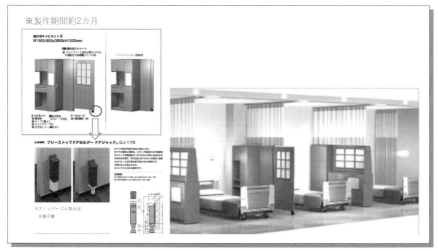

写真　間仕切り家具

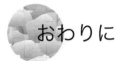 おわりに

　現在では申請書類の簡素化が図られたようであるが、当時を振り返ると開設許可に至るまでの書類が余りにも多く、自治体を通じて東京都との擦り合わせなど解釈を含め二転三転することが多々あり、時間がかかることが多かったというのが率直な感想である。

Q1
病院、診療所の病床をすべて介護医療院に移行しました。無床診療所は併設しています。病院名は使えますか？

　医療機関部分は病院ではなくなるため、名称に「病院」その他に紛らわしい名称を付けることはできない。無床診療所は○○医院は使える。介護医療院部分については「介護医療院」という文字を用いれば、転換前の病院名を引き継いで、「○○病院＋介護医療院」として登録できる。また院外に掲げる看板等については医療機関部分は可能な限り速やかに変更することが望ましいが、次の新築または大規模な改修までの間は以前の医療機関名でも広告が認めらている。ただし、診療所と介護医療院との区分を明確にするため、院内の該当するフロアに介護医療院であることがわかる張り紙等を掲示すること。この経過措置は新設の場合には適応されない。

（介護医療院協会会長　鈴木　龍太）

Q2

療養病床 10 床のほかに、一般病床 9 床を有しています。一般病床についても介護医療院に移行できますか？

　一般病床を廃止して介護医療院にすることは、介護医療療養病床以外に分類されている。現在まで 324 床の実績がある。まずは、都道府県・指定都市・中核市ごとに定められている介護保険事業計画における「介護医療院の必要入所定員総数（整備量）の範囲内であること」を確認する必要がある。いわゆる総量規制の範囲内であるかということだ。整備量は各地域のニーズをもとに都道府県・指定都市・中核市が設定しているため、具体的な整備量や介護医療院の開設の可否については、担当の都道府県・指定都市・中核市に問い合わせてほしい。

　ちなみに 2022 年 6 月までに新設の介護医療院は 835 床認められている。当初は数床程度の新設で、これは療養病床等の移行に付随して数床新設が許可されたものだった。最近では 100 床程度の大規模な新設も認められており、その場合は都市部が多いようだ。

　総量規制の範囲外であっても都道府県・指定都市・中核市によっては一般病床からの移行新設が許可される場合もあるので、各自治体に問い合わせてみてほしい。　　　　　　　　　　（介護医療院協会会長　鈴木　龍太）

Q3

介護医療院移行後に認知症治療病棟や精神一般病棟、医療療養等の医療機関に再転換することは可能ですか？

　介護医療院は介護施設になる。医療機関への転換可否はその地域の医療計画における基準病床等の計画値に基づくのでなかなか難かしいと考える。都道府県、2次医療圏の管轄自治体に相談してほしい。

（介護医療院協会会長　鈴木　龍太）

Q4

コロナ禍の終息が見えないが、介護療養型医療施設の廃止期限の延長はありますか？また廃止の場合、今何をしないといけないのでしょうか？

現状では 2024 年度末での介護療養型医療施設の廃止に変更はない。2021 年度の厚労省委託事業で 2021 年 7 月時点に介護療養型医療施設に調査したところ、回答があった 82 施設のうち 26 施設 32% が今後どうしていくか「わからない、未定」と悩んでいることが示された。令和 3 年度（2021 年度）の介護報酬改定でも「介護療養型医療施設について、令和 5 年度末の廃止期限までに介護医療院への移行等を進める視点から基本報酬の見直しを行う」として、一日単価を下げている。また半年ごとに令和 6 年（2024 年）4 月 1 日までの移行計画を提出しないと、10% 減算される。介護療養病床有床診療所からの移行を促進するために、入浴用リフトやリクライニングシャワーチェア等により、身体の不自由なものが適切に入浴できる場合は、一般浴槽以外の浴槽の設置は求めないことを経過措置としている。

現在介護療養型医療施設を持っている施設はともかく令和 5 年度末（2024 年 3 月 31 日）までに介護療養型医療施設からの移行（または廃止）が必要だ。届け出の手続きに半年以上かかったという例があるので、手続きに要する期間を管轄の自治体に確認のうえ、十分早めに移行もしくは廃止手続きを開始してほしい。　　　　（介護医療院協会会長　鈴木　龍太）

Q5
介護職の業務改善方法は何かありますか？

　近年、介護ロボットや福祉用具の導入、間接的な業務のタスクシフト／シェア等、様々な業務改善が提案されているが、どれもコストやシステム構築の労力等が負担となり、一般化されていない。鶴巻温泉病院の介護医療院（以下当院）では、1．食事介助のタスクシェア、2．おむつ交換回数の削減、3．とろみサーバーの導入、4．福祉用具の活用について改善を行った。

1．食事介助のタスクシェア

　当院では、約30名の入所者が経口から食事を摂取し、そのほとんどが介助を要している。昼食時は比較的職員の確保ができるが、朝食・夕食時には介助の手が薄くなってしまう。そこで、病院の職員（多職種）が時間外労働（労働の対価あり）として朝食・夕食時の応援体制をとることにした。約半年で50名の職員、延べ500回以上の協力を得ることができ、介護医療院の職員の負担軽減及び入所者の安全確保につなげることができた。

2．おむつ交換回数の削減

　当院の入所者の9割以上がおむつを使用し、1日4回（日中2回、夜間2回）のおむつ交換を実施していた。おむつ交換は、職員にとって負担が大きい業務なので、回数削減に向けて取り組みを開始した。おむつ関連製品は品質改良が進んでおり、排尿10回分以上吸収できるものを使用して交換回数を減らした。1か月間のトライアルを行い、大きなトラブルなく1日2回交換を導入することになった。導入まで要した期間は約2か月程

度であった。

　一方、おむつ交換を減らすことにより、失禁関連皮膚炎や褥瘡等の皮膚関連トラブル増加、入所者・家族からの苦情が多発するのではないかとの懸念もあったが、皮膚保護剤塗布や入所者・家族に対しての丁寧な説明で問題には至らなかった。

　おむつ交換回数2回を導入して約半年が経過し、職員から身体的負担が軽減されたとの声が数多く挙がっている。一枚のコストは高いが、前年度よりおむつ類のトータルコストは減少し、その他のトラブルもない状況である。

　おむつ交換の回数減少は、「良いものを使用して、交換回数を減らし、サービスの質を維持しながら、職員の負担とコストを削減する」ことを実現できる業務改善である。

3．とろみサーバーの導入

　当院では、食事や水分にとろみ剤を使用している入所者がほとんどである。食事の際には、入所者の嚥下状態に合わせたとろみ付きの飲料を数多くしかも多種類のとろみ飲料を準備する必要がある。1食あたり、30～40杯分のとろみ飲料を作成するために、介護職員は約30分の時間を要している。そこで、労力と時間を削減するために、とろみサーバーを導入した。2週間程度のトライアルを実施し、1食当たりの準備時間が15分程度削減され、短縮された時間に、食事のセッティングや移乗介助に対応することが可能となった。とろみは利用者ごとに異なり準備が繁雑であったが、1杯ごとに提供でき簡便になった。ボタンを押せばすぐにできるので介護職だけでなく看護、STも作れてタスクシェアになった等、多くの利点がある。

4. 福祉用具の導入と活用

　移乗介助をアシストする介護ロボットは、設置や装着時間がかかることや防水機能がなく入浴介助時に使用できない等実用的でない。職員は限られた時間で多くの入所者の移乗介助を実施しなければならないため、設置や装着で時間がかかるものは回避する。そこで、職員の負担軽減のために、スライディングボードやフレックスボードを導入した。ストレッチャーやリクライニング型の車いすに移乗する際には、少しの力で移乗できるため、介護ロボットよりも効果的で、時間がかからないとの意見が多く、多くの職員が活用し、腰部への負担軽減にもなっている。ITでもロボットでもないが、有用との判断である。しかし、全介助の入所者が30名とすると、福祉用具が1〜2台であると途方もない時間がかかる。時間が無いから人力で移乗介助を行うという負のスパイラルが形成されてしまうため、効果的に活用するためには、十分数を導入する必要がある。

（鶴巻温泉病院　介護医療院　副施設長　介護科長　小玉達也（介護福祉士））

Q6
生活の場として入所者の気持ちで大切にしているところは何ですか？

　当院は、2019 年 4 月より鶴巻温泉病院内に介護医療院を開設し、その人らしい生活が送れるよう、その人の「住まい」であることを大切にして生活を支え、楽しみのある生活や安心な医療、穏やかな看取りを目指してきた。

　介護医療院開設時には、入所者の「楽しみのある生活」とは何か、入所者の気持ちを考え、それを書き出し夢 BOX の中に入れスタートした。夢BOX には、日常に趣味活動や希望を取り入れ「テラスで園芸や菜園を作り育てたい」「お洒落を楽しんでもらいたい」「好きな物を食べてもらいたい」などがあった。今まで、その一つ一つの夢を叶えながら、看護・介護を提供してきた。

　介護医療院で亡くなられた方のご家族からの手紙を紹介する（一部抜粋）。
『貴院に入所させていただく前はほぼ寝たきりで反応も少なかった母が、お世話になってからは車いすに乗ってカラオケの音楽を聞いたり、プランターの野菜に接することができるようになるなど全く想像しておりませんでした。

　新型コロナウイルスの影響で面会も思うようにできない環境の中、母の写真を撮っていただいたり、色々様子をお電話でお話ししてくださったりと家族としては安心材料が増えたことはとても素晴らしいことでした。入所者本人だけでなく、家族の思いや希望をよく聞いてくださったので、入所の期間を心置きなく過ごすことができたと思っております。具合が思わしくなくなってからも、スタッフの皆さまから丁寧なケアと優しい言葉を

かけていただき、母も安心して過ごしていたように感じます。おかげさま
で静かに一緒に最期の時を迎えることができ、滞りなく送ることができま
した。』

　叶えたい夢のなかで、大切にしているのは「食べる」である。入所者や
家族は、食べることが困難であっても、本人や家族は、人生の最期を迎え
るときまで、幸せな気持ちでおいしく食べ続けたい・食べさせてあげたい
と切実に願っている。それを叶えるため簡単に「食べる」ことを諦めるの
ではなく、どうすれば「食べる」ことができるのか、入所者家族の願いを
叶えるために工夫を重ねてきた。経管栄養で食べることが困難だった方が
医師の許可を得て、大好きな羊羹を食べてから「おいしい」と笑顔にな
り、3食自分で食べられるようになった時は、本当に嬉しかった。また看
取りの方では、最期まで好きな物を食べて過ごされた方もいる。食べるこ
とで入所者が笑顔や元気になる姿は、スタッフの励みになっている。今後
も「食べる」ことの意味や重要性を考え続け、入所者の気持ちを大切に援
助していきたい。

（鶴巻温泉病院　看護科長　青木美穂）

Q7
抑制ゼロを実現するにはどうしたらよいでしょうか？

　研究[1]によれば、パーソン・センタード・ケアを基本とした、身体拘束ゼロと「脳活性化リハ 5 原則（快刺激、褒める、コミュニケーション、役割、エラーレス）」に基づいた、「大誠会スタイル」は拘束ゼロに有用である。ケアの基本原則としては、誰に対しても「自分がされて嫌なことはしない」、「どうしてほしいか聞く」を徹底することである。

　抑制をしないためには、「BPSD を起こさせないようなケアと環境、BPSD を予防する」ことが重要である。それでも症状が発現し、その緩和が図れないときには、薬剤の投与を検討する。特に、意識障害のひとつであるせん妄の場合には、「よいケアを提供しようという根性論」だけではなく適切に薬物療法も行う場合がある。その人が BPSD かせん妄か、原因が何なのかを十分にアセスメントをすることが重要となる。

　また、寝たきりの方に対しても、ミトンやつなぎ服を用いない工夫がある[2]。点滴の抜去に対して、他に注意が向くよう天井からキラキラ光る布などを吊るす。離床時間に点滴を投与し、針は上腕へ刺入する。さらに点滴ラインを首の後ろから点滴台へ配置することで自己抜去を防ぐことが可能である。胃ろうなどは、腹帯のテープの部分を背部にし、簡単には自分で取れないようにすることで抜去を予防できる。

参考文献

1) 日本医療研究開発機構（AMED）認知症研究開発事業「BPSD の解決につなげる各種評価法と、BPSD の包括的予防・治療指針の開発〜笑顔で穏やかな生活を支えるポジティブケア」（代表：山口晴保；2017〜2019

年度；課題番号：JP19dk0207033）

２）山口晴保、田中志子 編：これならできる！身体拘束ゼロの認知症医療・ケア、株式会社照林社、2020。

（医療法人大誠会内田病院　理事長　田中　志子）

> **Q8**
> 介護医療院の役割・理念には介護医療院と地域との交流が書かれています。地域との交流、地域に開かれた施設とはどのようにしたらよいでしょうか？

　介護医療院の役割・理念に掲げられる、「地域に開かれた交流施設」を実現するためには施設と職員の努力と意識改革が必要となる。

1．地域連携公開セミナーの開催

　毎年3−4回地域連携公開セミナーを開催している。2019年度には「排尿の仕組みと病気について」、「介護医療院について」「健康を維持するための知識や体操について」の3回開催した。毎回地域の住民50−60名が参加し、盛況であった。コロナ禍になってからはWEB配信の形式で年に2回開催している。鶴巻の地域住民にチラシを配布し、その他秦野市役所、社会福祉協議会、公民館、タウンニュースや新聞で周知をし、YouTubeで3か月間視聴できるようにしている。毎回3−400人の視聴があり、対面で実施するよりも、多くの人に視聴していただいている。

2．外出サービスによる地域交流

　地域に開かれるためには、セミナーや講演会による交流だけではなく、地域のお祭りや催し物、住民との交流会、近隣施設との情報交換をする場への参加等が考えられる。地域のお祭り等には今までも利用者が参加していたが、コロナ禍になり、お祭りの開催もなくなっている。

　当院では、これからの地域交流として外出サービスの強化を検討している。介護医療院では、入所してから一度も外に出ることなく人生を終える

方も少なくない。入所している高齢者にどこに行きたいか尋ねると、「家に帰りたい」「墓参り（先祖や配偶者）に行きたい」と口にする人が多い。長年一緒に過ごした配偶者や家族との思い出が詰まった家に帰りたいと願うことは当然である。熱心な家族は、外出許可を得て一時帰宅することがあるが、稀なケースである。当院ではリハスタッフの協力を得て、入所者を「外出で家に帰す」ことを計画したいと考えている。もう一つ高齢者が行きたいところは「お墓参り」である、これも実現したいと考えているが、大きな問題は墓地はバリアフリーでないということである。墓地は介護に慣れた介助者も一筋縄ではいかない場所であることが容易に想像できる。

　現状では計画であるが、どのようにしたら入所者がそこの場所に行けるかを地域の人たちと連携を密にし、情報交換しながら実現していくことこそが、地域交流に繋がる道であると考えている。

（鶴巻温泉病院　介護医療院　副施設長　介護科長　小玉達也（介護福祉士））

やってよかった　介護医療院

発　行　2022 年 12 月 20 日　初版第 1 刷発行

編　者　鈴木龍太

発行人　渡部新太郎

発行所　株式会社日本医学出版
　　　　〒 113-0033　東京都文京区本郷 3-18-11　TY ビル 5F

電　話　03-5800-2350　FAX　03-5800-2351

印刷所　モリモト印刷株式会社